# 공황장애,
# 나는 이렇게
# 극복했다

# 공황장애 나는 이렇게 극복했다

초 판 1쇄 2021년 10월 28일
초 판 2쇄 2021년 11월 04일

**지은이** 김은희
**펴낸이** 류종렬

**펴낸곳** 미다스북스
**총괄실장** 명상완
**책임편집** 이다경
**책임진행** 김가영, 신은서, 임종익, 박유진

**등록** 2001년 3월 21일 제2001-000040호
**주소** 서울시 마포구 양화로 133 서교타워 711호
**전화** 02) 322-7802~3
**팩스** 02) 6007-1845
**블로그** http://blog.naver.com/midasbooks
**전자주소** midasbooks@hanmail.net
**페이스북** https://www.facebook.com/midasbooks425

© 김은희, 미다스북스 2021, *Printed in Korea*.

ISBN 978-89-6637-981-1 03510

값 15,000원

**미다스북스**는 다음세대에게 필요한 지혜와 교양을 생각합니다.

# 공황장애,
# 나는 이렇게
# 극복했다

불안의

세상에서

반드시 필요한

이겨냄에 대한

이야기                        김은희 지음

미다스북스

진정 나에게 소중한 것은 무엇인가?

사람마다 소중한 것은 다르다. 자녀가 제일 소중할 수 있고, 친구가 될 수도 있고, 연인이 될 수도 있고, 가족, 명예, 내가 쌓아놓은 부(富)가 될 수도 있다. 하지만 그런 것들을 가진다고 해도 제일 중요한 것 하나가 빠진다면, 소중하다고 생각했던 것들의 의미도 퇴색되고 말 것이다. 모든 것을 갖추었다고 자부한다고 해도, 몸과 마음이 아프다면 가지고 있는 것들이 얼마나 빛을 발할까?

나는 공황장애를 극복하며 자신의 소중함을 알게 되었다. 마음도 몸도 건강해야 그 다음이 있다는 것도…. 공황장애가 처음 왔을 때 경제생활의 짐을 좀 덜어내고, 6개월이든 1년이든 아무것도 하지 않고 쉬어주었다면 더 빨리 나을 수도 있었다. 그러나 나는 모든 상황을 그대로 받아들이고 일과 수련을 병행할 수밖에 없었다. 그러함에도 지나온 시간을 돌아보면 무엇 하나 놓칠 게 없는 소중하고 감사한 시간이었다.

병원 정신과에서 치료하는 것이나 뇌의 기능을 활용하는 것은 잘 모른다. 그러나 공황장애를 극복한 나는 에너지에 관해서는 잘 안다. 내가 직접 경험한 것이기 때문이다. 지금은 매일 에너지를 활용하여 수련하며 하루를 시작한다. 이런 선도 수련은 나의 몸과 마음과 정신을 건강하게 바꾸었다. 기분 좋은 상태에서의 명상은 정신 면역 체계까지 좋게 해서 부정적으로 되거나 감정에 치우치지 않게 한다. 자가 치유 명상인 셈이다.

마음을 닫는 상처는 시간이 지나가면 낫는다고 하지만, 그렇게 남아 있는 상처가 몸에 오롯이 남아 있었다는 것을 몸 수련을 통해 알게 되었다. 공황장애를 극복하며 나 자신의 소중함을 가슴 깊이 알게 된 것만도 나의 삶에선 선물이었다. 공황을 극복하는 시간을 보내며 홀로 있어도 행복할 수 있는 진리에 눈을 뜬 것만도 축복이었다. 홀로 있는 명상 시간은 본래의 나를 만나는 시간이고, 벌거벗은 나 자신을 마주할 수 있는 시간이었다. 바라보는 것(바라봄 명상)과. 기다리는 것(기다림 명상), 관찰하는 것(관찰자의 눈)의 원리를 충분히 알릴 수 없어 아쉬움으로 남는다. 언젠가 더 깊이 나눌 수 있는 때를 기대해본다.

공황장애를 극복한 이야기를 글로 풀면서 지나온 시간을 현재의 시점에서 다시 돌아보는 동안 한번 더 스스로를 치유하는 시간이 되었다. 그리고 유난히 외할머니가 그리웠다. 외할머니는 온 동네의 기둥 같은 분이셨다. 할아버지가 30대에 사고로 돌아가시면서 홀로 아들 둘과 딸 하나를 정성껏 키우셨고, 한글도 홀로 깨우치셨다. 밖으로는 내세울 것이 크게 없는 분이지만, 동네에선 누가 아프면 봐달라 찾아 오고, 누구든 집안에 일이 있으면 큰일이든 작은 일이든 상담하러 오기도 했다. 안쓰러워하며 얘길 들어주고, 걱정해주고, 늘 마음을 쓰시는 분이셨다. 할머니의 조언은 삶의 풍랑 속에 칼날 같은 정신력과 홀로서기를 할 줄 아는 지혜에서 나온 것이었다. 그러면서도 돌아오는 것은 조금도 기대하지 않고 순수한 마음으로 사람들을 대하셨다. 학창시절에는 "왜 할머니는 그렇게 남의 걱정을 많이 하냐"며 심통을 부린 적도 있었다. 할머니의 이타심은 '마음 씀'이 무엇인지를 몸소 보여주셨다. 새벽마다 울리는 할머님의 기도 소리와 성경을 보는 모습이 아련하다. 외할머니가 늘 마음을 쓰셨던 것처럼 나도 공황장애로 힘들어 하는 분들께 인생 언니, 누나, 동생이 되어 마음을 나누고 싶다.

공황장애와 정신적인 문제로 인해 무엇부터 해야 할지를 몰라 막막할 때, 내 공황 극복의 경험이 도움이 된다면 이번 여름 동안 독수리 타법으로 글을 쓴 시간은 값질 것이다.

대형마트에서 장을 보는 내 모습을 신기한 듯 쳐다보는 막내딸은 팔짱을 끼며 "오늘 엄마표 김치찌개와 미역국을 먹을 수 있으려나?" 하고 너스레를 떨며 좋아한다. 평범한 장보기조차 감동의 눈길을 보내는 막내딸을 보며 미안한 마음이 들었다. 공황장애를 지나는 동안 불평 한 번 안한 세 딸들에게 고마움을 전하고 싶다.

그리고 마음 한구석에 있던 책쓰기의 꿈을 현실이 될 수 있게 알려주신 〈한국책쓰기1인창업코칭협회〉 김태광 대표님의 배려에 감사를 전합니다. 무엇보다 묻혀버릴 수 있었던 선조들의 선도 수련을 인내심으로 알려주신 도선님 진심으로 감사드립니다.

"공황장애나 정신적인 문제로 힘드신가요? 나을 수 있는 방법은 반드시 있고, 꼭 회복할 수 있습니다. 당신이 가장 소중한 사람입니다. 이것을 꼭 마음에 간직하시길 바랍니다."

대한민국에 사는 우리들은 예전부터 '우리', '같이', '함께'라는 독특하고 포근한 예쁜 마음을 갖고 있습니다. 이런 문화가 코로나로 인해 무색해지지 않기를 기원하며… 모두 힘내시기를 바랍니다.

2021년 가을에

# 목 차

## 1장

## 어느 날 갑자기 찾아온 공황장애

# 2장

# 공황장애 아픈 게 아니다

# 3장

## 공황장애 나를 알아가는 시간들

# 4장

## 불안과 공황에서 벗어나는 8가지 방법

# 5장

## 우리는 모두 불안을 안고 산다

PANIC DISORDER

# 어느 날 갑자기 찾아온 공황장애

1장

# 어느 날 갑자기 찾아온 공황장애

푸르름으로 둘러싸인 북한산 둘레길을 한 걸음씩 한 걸음씩 걷고 있다. 그저 살아야 한다는 생존 본능으로 한 걸음씩 발을 떼고 있었다. 둘레길 옆으로 보이는 웅장한 산의 모습은 하나도 눈에 들어오지 않았고, 잔뜩 겁먹은 허수아비 같은 모습의 나만 보였다. 걸음이 느린 노인네 마냥 한 걸음 한 걸음이 무거웠다. 마음이 시리고 아팠다. 어떻게 할지 몰라 그저 걷고 있는 내 모습이 불쌍했다. 그러나 가슴 깊은 곳에선 외치고 있음을 느꼈다. 다시 일어나야 한다고…. 회복해야 한다고…. 나를 사랑하는 한 가닥의 희망이 이런 가운데서도 있었나 보다.

걷다가 잠시 벤치에 앉아 쉬면서 내가 만약 약도 복용 안 하고 공황장애를 고칠 수 있다면 꼭 나처럼 힘든 시간을 보내는 사람들에게 공황장애를 이겨나간 과정을 알려주고 함께 나누리라 마음먹었다. 이런 약속은 회복해야만 한다는 나의 의지를 북돋우기 위한 것이었는지도 모른다.

2013년 4월 13일, 내 인생에 잊을 수 없는 사건이 발생했다. 나는 이날도 어김없이 세 타임의 고객 컨설팅을 마치고 지친 상태로 퇴근했다. 애들 아빠 사업이 어려워져 3명의 자녀를 키우던 나는 시간이 자유로운 보험회사 입사를 선택했다. 치열하게 열심히 살았던 시절이었다. 당시 대학병원에서 간호사로 6년간 일한 것이 나의 사회생활의 전부였다. 그래서인지 적응 기간 초기엔 모든 게 힘들었다. 하지만 애들 교육과 미래를 위해서 모질게 마음먹고 계획했던 스케줄을 빠짐없이 실천해갔다. 어떤 날은 입술이 아플 정도로 말을 많이 해 집에 오면 말을 할 수 없는 날도 있었다. 그렇게 병원보다는 시간이 자유로운 보험회사에서 3년째 일하는 중이었다.

영업은 한 번도 해본 적이 없었지만 그 당시 큰딸이 미국 유학 중이라 이 일을 선택한 것이다. 아이의 꿈을 포기하게 하는 건 아닌 것 같아 부모로서 최선을 다하기 위해 선택한 일이었다. 나는 틈나는 대로 회사 근처 교보문고에 들러 영업에 관한 책과 성공철학 책을 읽었다. 그러곤 만나는 고객과의 소통에 적용했다. 그렇게 탁월하게 일해 신인 연도상을 받았고, 후배들을 위한 연수원 강의도 하게 되었다. 그러다 보니 내가 가진 것보다 더 많은 에너지를 쓰게 되었다. 만나는 고객 한 분 한 분에게 최선을 다하면서 말이다. 다시 그 시기로 돌아가라면 못 할 것 같다. 당시에도 '나'로서였다면 할 수 없었을지도 모른다. 그러나 세 아이의 엄마였기 때문에 할 수 있었다.

이렇게 하루하루 최선을 다하다 보니 주변을 둘러볼 수 없었다. 가족한테도 소홀할 수밖에 없었다. 미국 유학 중이던 딸을 뺀 두 아이는 엄마의 빈자리에 적응해갔는데 애들 아빠는 그렇지 않았다. 이런 문제들이 쌓이다가 곪아 터져버렸다.


애들이 잠든 후 12시가 넘어 지쳐 침대에 앉아 있던 나는 애들 아빠한테 사정없이 머리와 온몸을 두들겨 맞았다. 특히 머리를 말아 쥔 두꺼운 종이로 맞다 보니 피할 수도 벗어날 수도 없었다. 부어오른 머리를 싸안고 간신히 숨을 쉬었다. 생명에 위협을 느끼는 공포감이 엄습해오는 아픔을 느끼면서 힘겨운 밤을 까맣게 지새웠다. 그냥 홧김에 한 번 치는 정도가 아니어서 두렵고 불안했다.

대위로 군에서 예편한 엄격하신 아버지에게서도 맞아본 적이 없던 나였다. 형제간에 다툼이 있을 때 무릎 꿇고 손드는 벌은 받아봤지만 말이다. 그래서인지 이날은 몸도 아팠지만 마음이 더 아픈 날이었다.

후에 애들은 엄마와 아빠가 싸우는 것을 한 번도 본 적이 없다고 말할 정도로 서로 큰소리 한 번 낸 적이 없었던 터라 이 상황을 받아들이는 것을 힘들어 했다. 다음 날 운전을 할 수 없어 택시를 타고 병원에 가보니 양쪽 머리가 부어올라 있었다. CT상 이상은 없고 다른 타박상들도 큰 문제가 없을 것 같다고 했다. 난 일을 해야 했기 때문에 다음 날 간신히 출근했다. 그렇게 일을 해야겠다는 의지는 있었는데, 갑자기 몸이 바닥으로 쓰러졌다. 고객한테 전화를 하다가 갑자기 아무것도 할 수 없게 되었다. 의식은 있었지만, 몸에 힘이 빠지면서 쓰러진 것이다. 결국 병원에 보름간 입원을 할 수밖에 없었다. 의사는 무조건 아무것도 하지 말고 쉬어야 한다고 했다. 그러면서 핸드폰 배터리가 나가면 충전을 해야 하는 것처럼 나에게는 노트북도 보지 말고 아무것도 하지 말고 충전될 때까지 기다려야 한다는 얘기를 했다. 이 당시 나는 일에 많이 집중하다 보니 무리한 상태였다. 이래저래 지친 상태인 것이다. 나는 3년 만에 일을 잊고 병원에서 쉴 수 있었다. 그러나 마음은 많이 무거웠다.

퇴원 후 출근했는데 이런 증상이 다시 나타났다. 몸이 자꾸 쓰러지는 것을 경험하니, 머리 쪽을 많이 맞아 머릿속 혈관이 터져 이상이 생긴 건 아닐까 하고 걱정되고 불안했다. 세브란스병원 수술실에 있는 친구에게 MRI 촬영 후 머리에 이상이 있을 때는 수술하라고까지 얘기를 들은 후, 또 쓰러졌다. 앰뷸런스에 몸을 싣고 병원으로 향하는데 같이 가던 매니저와 지점장은 내가 어떻게 되는 줄 알고 울고 있었다. 혈압과 맥박이 안 잡혀 곧 큰일이 생기는 줄 알고 당황하고 있었던 것이다. 그런데 나는 119 대원에게 큰소리로 "이렇게 하면 되는데 왜 혈압도 제대로 못 재지?"라며 119 대원의 실력을 나무라고 있었다. 병원에서 간호사로 일할 때를 회상하면서 말이다.

그러나 나의 외침은 나만 들을 수 있는 마음속의 외침이었다. 이때 나의 몸과 의식은 마치 영화에서처럼 분리되어 있었다. 나의 의지와 몸이 따로 놀고 있었던 것이다.

MRI 촬영을 마치고 결과를 기다리다 보니 어느덧 말이 나오고 의식이 돌아왔다. 병원에선 MRI 소견으로는 이상이 안 보이니 이비인후과나 정신과에 의뢰해보라 했다. 쓰러진 것이 귀의 문제 때문일 것 같지는 않았다. 이비인후과 증상은 아니라서 결국 나는 정신과 진료를 받을 수밖에 없는 상황이었다. 고객과 상담을 간신히 마치고 돌아서자마자 백화점 커피숍 바닥에 쓰러진 적도 있었다.

이렇게 의지를 불태워 일하려고 출근하는 것도 고객을 만나는 것도 마음대로 되지 않았다. 몸이 나의 의지를 따라주지 않았다. 간호대학 학창 시절 정신병동 실습을 한 적이 있다. 그때 정신과 환자와 정상인은 백지 한 장 차이라는 것을 알았다. 정신과 환자 중에서는 입원하거나 정신과 약을 먹는 것을 힘들어하는 사람도 있었다. 그런 걸 보았기 때문에 나는 공황장애 약을 먹지 않고 회복해보리라 결심했다.

공황은 나처럼 갑자기 몸과 마음이 다치면서 오기도 하고, 특정한 상황을 접했을 때 나타나는 경우 심리적인 것이 신체적으로 나타나기도 한다. 하지만 공황을 일시적으로 경험하여 공황인지 모르고 지나갈 수도 있다. 나는 어떤 사람이 공황을 경험했을 때 스스로 그 상황을 어떻게 받아들이냐에 따라 공황장애로 갈 수도 있고 아닐 수도 있다고 본다. 스트레스를 심하게 받았을 때도 스트레스를 대하는 태도에 따라 공황에 영향을 줄 수도 있고 아닐 수도 있는 것이다.

공황장애를 극복해보니 공황장애를 굳이 정신과적 질병으로 보지 않아도 된다고 얘기하고 싶다. 정신과에서는 이렇게 말한다. "공황장애는 단순하게 신체적인 병은 아닙니다. 또한 심리적인 면만 있는 병도 아닙니다."라고.

나는 몸과 의식이 분리되는 경험을 했고, 아무리 의지를 굳게 다져도 일을 할 수 없었으며 작은 일도 크게 스트레스로 다가왔다. 말이 나오지 않는 극한 상황까지 가보았지만, 약 복용 안 하고 일도 상황에 맞추어 해나갈 수 있었다. 공황장애를 몸이 주는 경고로 받아들이고 몸의 에너지에 맞게 나의 상황을 만들어갔다. 그러다 보니 몸의 에너지, 마음의 에너지, 정신의 에너지가 달라지면서 건강해지기 시작했다. 이렇게 공황장애로부터 벗어나기 위한 노력을 하다 보니 공황장애가 몸과 마음의 한계에서 오게 된 것을 알게 되었다. 스트레스의 한계, 마음 불안의 한계, 감당할 수 없는 두려움의 한계, 더 이상 받아들일 수 없는 좌절의 한계, 고정관념과 편견의 한계, 트라우마의 한계, 노이로제나 공포의 한계.

무엇보다 몸과 마음의 한계를 받아들여야 한다. 여러 상황들이 나타나는 증상은 몸이 주는 경고라는 것을 인식하는 것이 공황장애로부터 벗어나는 첫 번째 길이다.

최주연 정신과 의사는 공황장애를 진단하면 "축하합니다. 당신은 공황장애입니다. 이제부터 당신에게 새로운 인생이 기다리고 있을 것입니다."라고 말한다. 이 말을 100% 경험했다. 병원에서 간호사로 일한 경험과 의학 상식이 있지만 공황장애를 정신과 질병이나 병으로 대처하는 시각과는 다르게 접근해갔다.

돌이켜보면 공황이라는 사실 자체를 인정하고 하나씩 대처해가는 마음 자세가 나를 회복시키는 구심점이 되었던 것 같다. '어떻게 해야 하지? 난 어쩔 수 없어…' 걱정하며 아픈 상황에 초점을 맞추었다면 사회생활도 수련도 그 어떤 것도 할 수 없어 바보가 되었을 것 같다. 공황장애라는 인생의 극한 상황에서 뒤로 물러날 수 없었기에 앞을 보며 이완하기를 시작으로 하나씩 하나씩 이겨나갔다.

공황장애의 터널을 지나와 보니 모든 것이 선물이고 축복이었다. 공황장애가 어떤 이유에서 왔는가는 중요하지 않고 원인보다는 어떻게 극복할지에 집중하는 것이 현명하다고 말하고 싶다. 모든 것은 자신이 선택하는 것이다.

공황장애 아무것도 아니라고, 그저 지나가는 감기 정도라고….

## 왜 하필이면 내게

삶을 살아가면서 경험하지 않았으면, 그냥 지나갔으면 하는 것들이 있다. 나의 경우도 마찬가지다. 일하려고 출근하면 작은 스트레스도 크게 다가와 몸이 바닥으로 쓰러지고 의식만 남아 있는 일을 몇 번 경험하고 나니 덜컥 겁이 났다.

어떻게 해야 하나? 회복을 못 하면 어쩌지? 두려움이 밀려왔다. 이런 상황이 도저히 받아들여지지 않았다. 회사 동료들은 하얀 얼굴이 검게 변하고 뭔가 이상해 보인다며 어디 아프냐고 물어보곤 했다. 지금 생각해보면 몇 달이고 쉬어주어야 했는데….

이때는 영업이라는 생소한 분야에서 최선을 다해 목표를 이뤄나가는 중이었고, 회사에서 인정을 받고 있었다. 하지만 매달 일정한 수입이 들어오게 하려면 실적이 있어야 하는 상황이라 일을 하루도 쉴 수 없었다. 나의 의지로 몸이 컨트롤 되지 않아 출근한 후에도 일을 제대로 할 수 없어 좌절감이 컸다. 마음은 원망과 두려움으로 떨고 있었다.

공황장애는 여러 상황과 증상으로 나타나기도 한다. 건강한 몸의 상태를 플러스 10이라고 가정했을 때 나의 몸 상태는 마이너스, 0 이하였다. 최악의 상태였던 것이다. 나에게 첫 번째 고민은 경제 활동에 대한 부담감이었다. 어깨가 무거운 가장의 고민과 같았다. 일하겠다는 의지로 출근하여 고객과 통화하다 예기치 않게 겪게 되는 작은 부딪힘마저 스트레스로 다가왔다. 평소에는 아무렇지도 않게 받아들일 수 있는 것도 힘들게 느껴져 받아들일 수 없었다. 에너지가 금세 고갈되는 것 같은 증상과 몸이 바닥으로 쓰러지는 것은 아무리 의지를 내어도 내 맘대로 되지 않는 현상들이었다. 회사 내에서의 간단한 업무들은 여직원을 통해 할 수 있었다. 하지만 직접 전화를 해야 할 일과 고객과의 미팅은 힘겨움이 많았다.

한번은 인천의 모 백화점에서 부부 컨설팅 미팅을 하였다. 말을 많이 하면 금세 지치고 힘들 때였다. 미팅 전에 되도록 말을 적게 하며 중요한 사항들을 이해할 수 있게 하려고 철저하게 준비하고 부부를 만났다. 집중해서 간신히 설명을 마칠 때쯤 입술이 굳어져 오는 것을 느꼈다. 예전에 쓰러지기 전에 느꼈던 전조 증상들이 나타나기 시작했다. 입술이 굳어지고 어지럽고, 힘이 빠지는 증상, 아무리 의지를 내어도 안 되는….

빠르게 마무리를 하고 인사를 한 뒤 부부가 돌아서 멀어져가는 모습을 보며 쓰러지지 않으려고 끝까지 손가락을 꽉 움켜쥐고 버텼다. 그리고 간신히 가방을 챙기려는 순간 또 바닥에 쓰러졌다. 나는 말이 나오지 않아 쓰러진 채 손으로 힘없이 바닥을 치며 누군가가 나를 봐주길 기다렸다. 마음속으로 '도와주세요, 제발 나를 봐주세요.' 외치면서….

말은 나오지 않고 몸은 바닥에 쓰러져 있었지만, 의식은 나를 지키고 있었다.

마침 지나가던 백화점 여직원이 놀라며 내게 다가왔다. 119를 불러주겠다고 했지만 몇 번을 쓰러져본 나는 나의 증상들을 알고 있던 터라 팔과 몸짓으로 119는 안 되고 누울 수 있는 곳으로 안내해주길 바란다 하였다. 보건실에서 1시간 정도 누워 있으니 조금씩 나아지면서 온갖 생각들이 스쳤다. 몸이 쓰러지는 현상이 나타날 때마다 어찌할 수 없음에 절망감이 엄습했다. 마음속에선 두 가지 마음이 교차했다. '왜 하필이면 나에게 이런 일이 일어났을까?' 하는 원망과 살아야 한다는 절실함이었다. 앞으로 어떻게 해야 회복할 수 있을까? 가슴이 먹먹하게 미어져왔다. 그렇게 또 쓰러진 상황의 충격과 당시 컨디션으로는 인천에서 창동까지 운전할 자신이 없었다. 친구에게 도움을 청해 간신히 집으로 올 수 있었다. 백화점 보건실로 나를 부축해 데려다주고 같이 있어준 분께 그때는 정신없어 고마운 표현도 못 했던 것이 지금도 미안한 기억으로 남아 있다.

단순한 일상생활도, 평소 늘 해왔던 대형 마트에서 장보기도 어려운 상황이 되었다. 애들에게 장을 볼 목록을 적어주고 대신 장을 보게 할 수밖에 없었다. 사람들이 많이 있는 곳이나 물건이 많은 곳에 가면 바로 걸음걸이가 느려지고 가슴이 답답해져 오면서 어지러워 쓰러질 것 같았다.

단순한 집안일도 애들과 영역을 나누어 일주일 안에 각자 맡은 것을 하도록 했다. 내가 왜 아픈지를 모르는 애들은 '엄마가 겉은 괜찮아 보이는데 왜 힘들어하고 쓰러지시는 걸까?' 하는 표정으로 나를 바라보고 있었지만, 애들에게 나의 상황을 일일이 설명할 수 없었다. 애들은 그저 말없이 엄마의 말을 따르고 수용하였다. 이때 집에 같이 생활하던 두 딸은 힘들었을 텐데 나를 위해 티를 안 내고 있었다. 맏딸은 유학 중이라 둘째 딸이 나를 병원도 데려가고 설거지도 도맡아 했다. 마음고생이 많았을 것이다. 엄마가 회복하길 바라는 눈빛으로 묵묵히 집안일을 많이 도와주었다. 애들도 나도 각자 최선을 다하는 생활이 시작되었다.

공황장애가 갑자기 생긴 상황 속에서도 나는 일을 그만두고 쉴 수 없었다. 당시 고등학교 1학년 하나, 대학생 둘의 학비와 생활비로 조금의 여유도 없는 상황이었다. 그런데 일을 해야 한다는 압박감과 회복할 수 있을까에 대한 두려움으로 잠을 설치는 시간들이 왔다. 밤을 하얗게 뜬 눈으로 보낸 날도 있고, 일주일에 3일 정도는 잠을 못 자다 보니 출근을 할 수 없었다. 마침 회사에서는 출근을 배려해주어 꼭 사무실 일을 볼 때만 회사를 갔다.

주변의 친한 친구와 몇 명만 나의 상황을 알고 있었고, 내 소식을 궁금하게 여기는 고객이나 주변 분들께는 아픈 티를 최대한 안 보이며 일을 하였다. 그러다 보니 외출 후 집에 오면 쓰러지는 게 다반사였다. 얼굴이 부어 있다 보니 나를 오랜만에 만나는 친구나 주변 분들은 오히려 살이 올라 좋아 보인다고 말했다. 이때 나는 충격으로 마음이 굳어져 있어 감정이 사라진 모습 아니 감정조차 일으키지 않는 멈춰진 상태였다.

왜 하필이면 내게 이런 일이 일어났을까에 대한 원망은 지울 수 없지만, 진정한 쉼을 몰랐던 강박감과 충격으로 인해 공황장애가 생긴 것에 대해 남을 탓할 순 없었다. 원망하는 마음만으로만 있을 수 없었다. 회복하는 방법을 찾는 것이 더 시급했다. 내가 살아야 다음이 있고 애들도 지킬 수 있다는 생각을 깊게 하다 보니, 이런 모든 상황도 결국 내가 만든 것으로 여기게 되었다. 이런 생각을 하기 시작하니 하나씩 나의 상황들을 받아들일 수 있었다. 몸이 말을 안 듣고 의식과 몸이 분리되는 것도 그대로 받아들이겠다고 마음먹으니 좀 편안해지기 시작했다.

아침에 일어날 때마다 '정신 차리자.'라는 말을 속으로 외치며 일어났다. "정신 차리자, 정신 차리자." 이 말 속에는 여러 가지 의미가 있었다. 지금의 상황을 그대로 받아들이고 공황장애를 회복하는 방법을 찾는 것에 집중하자. 그리고 원망하는 마음을 떨쳐버리자. 이렇게 외치다 보니 생각과 마음이 조금씩 변하고 몸의 변화도 생겼다.

건강 또한 마음에서 시작된다는 것을 경험했다. 마음을 어떻게 가지냐에 따라 치료의 효과가 달라지기 시작한다는 것을 알게 되었다. 몸에서 모든 기운이 스르르 빠지면서 의식만 남아 있던 경험을 하였지만, 그래도 다시 돌아오는 나를 보면서 감사한 마음도 들었다. 다시 돌아왔으니 오늘의 나는 분명 어제보다 나아질 수 있고, 내일의 내 모습은 더 좋게 달라질 수 있다는 희망을 가질 수 있었다.

디팩 초프라는 『마음의 기적』이란 책에서 이렇게 말했다. "만약 당신이 행복하다면 그것은 당신이 대부분의 시간을 행복한 생각을 하면서 보내기 때문이다. 반면 우울하다면 슬픈 생각을 하는 시간이 더 많음을 의미한다."라고.

나는 공황장애를 극복하고자 하는 간절한 희망 속에 행복한 시간을 더

갖도록 노력하자고 다짐했다. 마음속에 우울한 생각보다는 행복이라는

희망 빛을 더했다.

# 의지 하나로 견뎌야 했던 순간들

공황장애가 온 이후 몇 번씩 쓰러지면서 의식과 몸이 분리되는 경험을 하다 보니 내게 남은 것은 살아야 한다는 의지뿐이었다. 힘든 시간들을 넘어가는 순간마다 아버지가 몹시 보고 싶어졌다.

내가 초등학교를 입학할 무렵 아버지는 육군 대위로 예편하셨다. 고향 개성의 가족들을 그리워한 아버지는 강원도 철원에서 농사를 지으셨다. 아버지는 17세에 사촌 형과 단둘이 남쪽으로 내려오셔서 군대 예편 후 철원에서 2남 3녀를 키우셨다. 가족이라곤 두 살 많은 사촌 형뿐이라 유난히 자식 사랑이 크셨다.

어렸을 때는 아버지가 좋기도 하고 싫기도 했다. 아버지의 밥상머리 조언도 잔소리로 들려 듣기 싫었고 어머니를 대하는 모습도 맘에 안 들었다. 나는 엄하신 아버지가 자기 자신보다 자식 위주의 삶을 사는 엄마에게 잘못하고 있다고 여겼었다. 돌이켜보니 아흔이 다 된 그분 나름대로의 아내를 향한 사랑 표현이었다.

내가 기억하는 아버지는 군대 예편 후에 농사를 지어본 적이 없어 아침 일찍부터 늦은 저녁까지 일하셨다. 농사를 처음 짓다 보니 남들보다 긴 시간 동안 논에 계신 적도 있었다. 그렇지만, 혼자 남한으로 내려오셔서 자수성가(自手成家)하여 5남매를 키우셨다. 부단히 노력하시며 농사를 짓고 땅을 일군 것이다. 지금도 또렷하게 생각나는 아버지의 의자가 하나 있다. 석양을 한 몸으로 받는 돌담 옆 벽 의자 하나….

아버지는 가끔 금학산 너머로 노을이 넘어갈 때 의자에 앉아 먼 산을 보며 담배를 물고 계셨다. 이런 아버지의 모습이 어린 나에게도 쓸쓸해 보였다. 이북에 있는 가족들을 그리워하신 것 같았다.

시골 마을에서 농사철이 되면 아버지께서 제일 먼저 논에 나가시고, 늦은 시간까지 일하셨다. 초등학교 재학 중에는 저녁 식사를 아버지와 같이 먹어본 적이 드물다. 어린 마음에도 아버지께서 자식들을 위해 고생하신다는 생각이 들었다. 보이지 않게 아버지는 가장의 책임에 최선을 다하고 계신 것이 느껴졌다. 이런 아버지의 모습을 나도 모르게 닮았나 보다. 아버지의 의지력과 책임감이 고스란히 나에게 전해진 것이다. 지치고 힘들어도 내가 해야 할 것들에 대해 책임을 다하는 나를 본다.

공황장애로 힘든 시간이 오기 전에도 나는 영업을 해본 적이 없었지만 목표를 세워놓고 최선을 다해 그날의 스케줄을 무슨 일이 있어도 지켜나 갔다. 영업을 어떻게 해야 하는지 연구하는 자세로 일이 성사되지 않았을 때는 문제를 적어 다시는 실수하지 않도록 체크하고 보완했다. 이 무렵 영업과 소통 그리고 성공철학 책을 보며 고객한테 적용하다 보니 1년 만에 억대 연봉자가 되었다. 장거리 지방 출장도 많고 하루 스케줄을 빡빡하게 소화해나가야 했다. 조금의 여유도 없이 매달 얼마 이상은 벌어야 하고 이만큼은 일해야 한다는 강박감과 꼭 일을 성사시켜야 한다는 압박감이 있었다. 어느새 나는 온통 일에만 집중하여 생활하고 있던 때였다. 부모로서 최선을 다해야 한다는 내 모습과 어린 나이에 보았던 아버지의 힘겨워하는 가장의 모습이 교차한다. 아버지의 그때 모습과 내 모습이 많이 닮았다는 것이 느껴졌다. 진정한 쉼을 몰라 앞만 보고 달려갔던, 그저 자식을 위해선 열심히 일하는 모습, 강박관념을 갖고 일에 몰두하는 모습 말이다. 겉으론 웃으며 고객을 만났지만, 속은 많이 지쳐 있을 때 다치면서 공황장애가 온 것이다.

의지를 갖고 출근했다가 쓰러지는 상황이 되고 입원과 퇴원 끝에 정신과 치료를 받아야 한다는 애길 들었다. 어떻게 해야 예전의 모습을 회복할 수 있을까? 일상생활도 찾고 일도 해야 하는 고민을 할 무렵 지인의 소개로 발 반사 치료를 받게 되었다. 살아가면서 고마운 은인을 만난 것이다. 이 무렵 잠도 깊게 잘 수 없었고 신경은 곤두서 있었다.

나에게 시급한 문제는 이완이 안 되어 힘든 것이었다. 잠을 깊이 못 자고 아침에 깨면 눈가와 온몸에 힘을 잔뜩 주고 있었다. 잠을 거의 못 자고 이완이 안 되어 뜬눈으로 보내는 시간이 많았다. 북한산 둘레길을 조금씩 걷고 발 반사 치료를 하면서 이완을 하기 시작했다. 충격으로 인해 굳은 것은 마음과 몸이 마찬가지였다. 산송장 같았던 나를 발 반사 치료로 발의 혈들을 조금씩 풀어갔다. 한꺼번에 많이 경직된 것을 풀 수 없어 조심스럽게 하나씩 풀어주었다. 발에는 오장육부가 다 있다는 말이 있다. 조금씩 이완되기 시작했다.

K동생은 간호사로 일하다가 많이 아팠던 자녀의 치료를 위해 발 반사 치료를 배웠는데 이제는 제2의 직업이 되었다. 워낙 성품이 좋아 단골 고객도 많았다. 나는 K동생의 정성어린 발 반사 치료를 받게 된 것이다. 발 반사 치료는 몇 번이 지났을 때까지는 매번 사혈을 해주었다. 손과 발의 혈 자리를 따서 피를 빼는 것인데 옛 어른들이 심하게 체하면 손과 발을 따주는 것과 비슷한 것이다. 아프기도 했지만, 내 피를 보니 반은 물이고 피의 색깔도 연하여 가슴이 내려앉으며 놀랐다. 이건 정상인의 피가 아

니었다.

병원에서 일할 때 환자를 채혈해보면 나이가 많고 지병이 있는 분들의 피는 탁하고 걸쭉하다. 건강한 사람의 피는 선홍색으로 맑다. 피의 색깔만 보아도 그 사람의 건강 상태를 알 수 있는 것을 보았기에 나의 피 상태는 놀랄 정도로 심각했다. 놀람과 아픔이 피에 고스란히 있었다.

발 반사 치료를 받던 어느 날 손과 발을 사혈하며 K동생이 울고 있었다. 몸의 모든 신경이 곤두서 있고 굳어 있는 것이 그대로 K동생한테 전해졌나 보다. 나는 가슴이 꽉 막혀 눈물이 겉으로 흐르진 않았지만, 마음속에서 흐르는 눈물을 감출 순 없었다. 감정조차 표현이 안 되는 나를 위해 K동생이 대신 울고 있었다. 감정이입이 이런 거구나…. 본래의 내 모습을 찾기를 바라는 따뜻한 마음이 전해져왔다.

절망적인 상황 속에서도 마음 깊은 곳에서 '넌 꼭 괜찮아질 거야! 꼭 나을 거야!'라는 말이 울려 나왔다. 발 반사 치료를 하고 주열기로 따뜻하게 등을 마사지해주고 나면 그제서야 침을 흘려가며 잠을 잘 수 있었다. 이 순간만큼은 아무 생각 없이 몸과 마음이 편안해졌다. 일주일에 한 번은 이렇게 몸과 마음이 편안한 가운데 이완을 할 수 있었다.

몸이 굳어 있다가 이완이 되기 시작하면 틱 증상처럼 상체가 튕겨지는 증상도 나타났다. 물이 흐르다가 막히면 물방울이 튀는 것처럼 몸이 튕기는 것이 나타나면 더 깊이 이완되어야 잠이 들었다. 이완도 연습이 필요한 시기였다.

평일 중 3일 정도는 아무리 잠을 자려고 해도 정신이 또렷해지고 잠을 깊게 잘 수 없었다. 잠을 잘 자도록 도와주는 방법들을 써보아도 소용없었다. 잠을 깊이 잘 수 없다 보니 일은 나의 컨디션에 맞게 최소로 할 수밖에 없었다. 어쩔 수 없이 나의 컨디션에 맞게 느리게 가는 하루의 생활들이 이어졌다.

공황장애를 극복하며 의지 하나로 견딜 수 있었던 것은 시골 자연 속에서 쌓은 행복한 추억과 아버지의 의지력과 사랑의 힘 덕분이었다. 철원 들판에 노란 벼가 익어가는 풍경, 한탄강에서의 여름 추억과 유난히 커다란 노을, 아버지의 구들방 사랑으로 추운 줄도 몰랐던 겨울, 어릴 적 소중한 추억들이 나를 지탱해준다. 잠 못 이루는 밤에는 나를 바라본다. 이완이 안 되는 나, 간신히 잠드는 나, 원망하는 마음조차 가질 수 없이 지쳐 있는 나를….

그저 바라본다. 그렇게 이완되기를 기다리다 보면 어느새 잠이 온다. 모든 의지를 내려놓아야 이완되고 잠을 잘 수 있었다.

옛 어른들은 인생은 새옹지마(塞翁之馬)라 했다. 지금 나는 몸도 마음도 암흑 같지만, 자유롭고 생기 넘치는 생활을 꿈꾸며 잠을 청한다. 몸이 지쳤지만 휴식하라는 몸의 신호를 무시하며 일에 집중하던 때도 있었다. 하지만 지금은 공황장애를 극복하는 시간으로 몸에 순응하여 쉬어가라는 휴식기라고 여기며 나 자신을 위로해본다.

# 마음이 아프면 몸도 아프다

내겐 잊을 수 없는 하얀 밤.

나는 숨이 안 쉬어졌다. 그런데 가슴은 더 아프다. 난 애들 아빠의 폭력으로 모든 것이 무너지는 걸 느꼈다. 간신히 침대에 베개를 기대고 앉아 아침이 되기를 기다렸다. 입과 코가 있는데도 가슴에서 숨이 안 내려가 가는 숨을 쉬며 밤을 지샜다. 날이 밝기 전까지 간신히 작은 숨을 쉬며 버티고 있었다. 머리가 많이 부어 있다 보니 누울 수도 없었다. 아침이 밝기를 기다리며 간신히 숨을 고르고 있었다.

무척이나 애쓰던 3년의 시간이 주마등처럼 지나갔다. 쉼 없이 일에 집중하다 보니 많이 지쳐 있었다. 이때 엎친 데 덮친 격 받은 충격으로 몸이 버틸 수 있는 한계를 지난 것이었다.

가장 아닌 가장의 역할을 하기도 벅찼는데 마음이 무너지는 폭력 앞에 나는 모든 것이 헛수고 같았고 앞이 깜깜해졌다. 이때 몸도 마음도 다친 것이다.

그동안 일로 인한 스트레스와 지쳐 있는 상태에서 더해진 충격으로 공황장애가 생기면서 나타나는 몸의 변화에 놀랐다. 몸은 더 이상 견딜 수 없는 듯 의식은 또렷이 있는데 바닥으로 쓰러졌다. 쓰러지는 순간이 되면 전조 증상으로 아무것도 할 수 없는 상태가 된다. 의식만 남아 있던 찰나를 지나 보니 다시 몸에 의식이 돌아올 때는 에너지가 몸에 채워졌을 때이다. 하나씩 극복하는 실마리를 풀어가면서 몸과 마음의 상호 작용에 대해 관심을 갖게 되었다. 마음 다친 것이 몸에 오롯이 남아 있고, 몸이 아픈 것이 마음에 남는다는 것이다.

공황장애는 자신을 보호하기 위해 나타난 증상인 것이다. 이렇게 인식이 되기 시작한 것은 몸과 마음이 건강해졌을 때다. 한동안 자율신경계가 조절이 안 되어 자꾸 쓰러지는 게 아닌가 고민도 했었다. 자율신경계는 교감신경과 부교감신경이 있는데 교감신경과 부교감신경은 서로 반대되는 작용을 자율적으로 한다. 체온이 낮아지면 체온을 올리고 혈압이 떨어지면 혈압을 높이고, 혈액순환이 안 되면 혈액순환을 개선해주는 상호 보완 작용을 자율적으로 한다. 마음을 굳게 먹고 일을 하려 해도 몸에서 스르르 힘이 빠지며 쓰러지는 것이 교감신경과 부교감신경이 조절이 안 돼서인가 하는 어설픈 의학 상식으로 고민을 했던 것이다.

의학 상식으로 보더라도 자율신경계에 이상이 있거나 머리에 이상이 있어 쓰러졌던 것이 아니란 것을 알 수 있었다. 몸과 마음의 에너지가 더 이상 버틸 수 없을 때 몸이 쓰러지는 것으로 나타난 것이다. 몸도 지쳐 있을 때 마음이 크게 다치니 몸이 쓰러지는 것으로 보호를 한 것이다. 몸은 신비롭고 우리가 아는 상식보다 똑똑했다.

마음의 병이 몸을 통해 표현된 것이다. 의식과 몸의 분리가 생겨 다시 에너지가 연결되기까지 부단히 노력했다.

선도 수련에서 몸 수련을 하면서 몸을 통한 회복 에너지를 알게 된 것이다.

건강 또한 마음에서 시작된다고 할 수 있다. 스트레스나 마음의 상처도 위궤양이나 과민성 대장염 등, 마음의 병이 질병으로 나타나기도 한다. 몸이 보내는 신호를 무시하며 과하게 일을 하고 살다 보니 생각 없이 하루하루를 사는 일상에 빠지기도 한다. 다쳐서 생긴 트라우마나 마음의 상처, 질병 모든 것에 몸은 즉각 반응하지만, 몸에 나타나는 반응을 무시하고 질병을 키우는 경우도 많다. 암을 늦게 발견해서 결국 병원에 왔을 때는 수술도 어떤 방법도 시도할 수 없는 상태가 된 환자도 많다. 분명히 전조 증상이 나타났을 텐데 몸에 나타나는 사소한 변화를 무시한 결과다.

대학병원에서 근무할 때가 생각난다. 유난히 작은 몸의 변화에도 의료진들을 피곤하게 하는 환자가 있었다. 신경외과 환자였는데 본인은 매일 배가 아프다 했다. 복부 초음파와 혈액 검사로는 비정상 소견이 안 보였다. 급기야 비타민을 처방받아 먹으며 효과 없는 가짜 약에 만족하며 좋아졌다고 기뻐했다. 이것을 플라시보 효과(placebo effect)라 하고 정신과에서도 필요할 때 쓰는 경우도 있다. 이분은 교통사고로 아내와 자식을 잃고 본인은 기적으로 살았다는 마음의 부담감을 가짜 약을 통해서라도 위로받고 싶었던 것이다. 효과 없는 가짜 약도 긍정적인 믿음을 환자에게 심어주어 병을 나아지게 하기도 한다.

반대로 마음의 병이 몸으로 나타나는 경우도 많다. 나는 대학 2학년 때 화사하게 피어난 예쁜 모습의 주목받는 여대생이었다. 어느 날 가슴 설레는 첫사랑이 찾아왔다. 80년대 중반은 학교 간의 주선으로 미팅을 하던 시기다. 미팅을 나가면 맘에 들지 않는 남학생이 학교 정문에서 나를 기다려 곤란하게 했던 기억도 있다. 그런데 가슴 시린 첫사랑이 생겼다. 생각만 해도 보고 싶고 만남이 기다려지는 풋풋한 첫사랑이었다. 결국 어설픈 자존심과 미숙함으로 헤어지게 됐다. 가슴이 텅 빈 것 같고 작별 후에는 마음이 얼마나 아팠는지 심장 가까운 곳이 콕콕 쑤시듯 아팠다. 한번은 고가 다리를 지나가는 중인데 낯선 사람이 나를 가리키며 "쟤 실연한 것 같지 않니?"란 말이 들려 정신이 번쩍 났었다. 얼마나 마음이 아팠으면 지나가는 사람이 알 정도였을까? 요즘 젊은이들은 드물지만 내가 대학을 다닐 땐 짝사랑으로 가슴앓이를 하는 경우도 많았다. 아무런 조건 없는 순수한 사랑으로 말이다. 마음의 병이 몸을 통해 표현된 것이다.

어른이 되면 추억을 먹고 산다 했던가?

우울한 마음이 들 때면 어릴 적 강가에서 신나게 놀던 추억을 생각하며 웃어본다. 중학교를 입학하기 전까지 나는 시골에서 자라 까무잡잡했다. 여름이면 한탄강에서 하루 종일 수영을 하며 지치도록 놀았다. 특별히 누가 가르쳐준 것이 아니지만 제법 그럴듯한 개구리 수영으로 신나게 놀며 약수터에서 먹는 옥수수맛을 어찌 잊으랴! 노을을 가슴 가득 안고 집으로 향할 때면 지친 몸은 커다란 노을 속으로 사라지고 다시금 샘솟는 에너지로 행복했었다. 자연과 함께 성장한 추억이 하는 수없이 아파서 집에 있는 우울한 시간에도 미소 짓게 했다.

요즘 현대 의학에서도 질병과 건강이 사람의 마음에 달려 있다는 발표들이 나오고 있다. 질병도 병에만 초점을 두는 게 아니라 일어나게 된 근본 원인에 마음을 살피는 것이다.

한의대에서 의대생들에게 설문조사를 했다. 아파야 한다면 질병으로 아플 건지 정신병으로 아플 건지 선택하는 것이었다. 대다수가 질병으로 아프기를 선택했다 한다. 질병은 아픈 곳을 잘 치료하면 건강해지고 효과도 빠르지만, 그만큼 정신과에서의 정상 회복은 의학에서 볼 때 치료가 쉽지 않은 것이다. 기간도 길고 완치율도 낮다고 본 것이다.

그러나 공황장애를 극복한 나는 두 번째를 선택할 것이다. 공황장애를 회복하는 길에서 만난 거짓 없는 나와의 만남, 몸 수련을 통해 알게 된 마음공부, 자연과 몸의 에너지 공부, 더 건강해진 나, 진정으로 내가 원하는 것들 그리고 하고 싶은 것들 모든 것이 소중했다. 공황장애로 아프지 않았으면 경험해보지 못할 것들이다. 나의 인생을 더 값지게 만들어주는 초석(礎石)이 되는 것들이다.

자연에도 리듬이 있듯이 사람의 몸도 리듬이 있다. 자연은 활동과 휴식을 통해 순환하며 계절의 변화를 선물로 준다. 사람의 몸에서도 음과 양의 에너지 변화가 순환한다.

마음이 아프면 몸도 아프고 몸이 아프면 마음도 아프다.

마음과 몸은 연결되어 있다. 공황장애를 극복하며 알게 된 것이다. 몸이 반응하는 것에 대해서 공황이 오기 전에는 전혀 관심 없었다. 공황장애로 인해 몸에 관해 새로운 공부를 하게 된 것이지만 마음공부도 저절로 되었다.

상처를 상처로만 남긴다면 무슨 의미를 둘 수 있을까? 나는 공황장애로 인해 보지 않던 것을 보고, 듣지 못했던 것을 듣고, 느끼지 못했던 것을 느꼈다. 진리로 향하는 여행에 돛을 펼친 것이다.

# 무엇이 나를 두렵게 했는가?

"굿모닝~~~~~"

　기분 좋은 아침 인사와 함께 활짝 웃으며 기대되는 아침을 맞이하고 싶다. 아침에 일어나자마자 나는 30분 이상 주열기로 이완을 해야 한다. 공황이 생긴 이후부터는 아침에 일어나면 눈에 잔뜩 힘을 주고 깨어난다. 그러다 보니 눈썹과 양미간에 없던 주름도 생겼다. 두 어깨와 몸엔 힘이 잔뜩 들어가 있고 이빨을 꽉 물어 어금니가 파이기도 했다. 나는 긴 시간 이완이 안 되는 탓에 이완과 계속해서 싸우고 있었다. 이완과의 싸움이라니 말이 이상하게 들릴 수 있지만, 나의 현실은 심각했다. 나의 아침은 우울한 시간들이었다. 1년 가까운 시간을 이완을 배우며 보냈다. 잠을 자면서 편안하게 이완을 해야 하는데 마음과 몸의 충격은 근육의 긴장과 깊은 수면을 방해했다. 이완을 위해 발 반사 치료와 일주일에 한 번씩 수련을 하며 버티고 있었다. 이래서 외상 후 트라우마가 오래 가는 것이구나 싶기도 했다. 마음에 꽉 막힌 에너지로 인해 더 이완이 안 되는 것 같았다.

나는 몸이 이완이 안 되어 음식을 먹어도 소화도 안 되고 장은 굳어 있었다. 발 반사 치료를 해주는 K동생은 장을 같이 풀어주었다. 장을 풀어줄 때 K동생은 힘들어했다. 굳어 있다는 것은 순환이 잘 안 된다는 것이다. 한꺼번에 풀 수 없으니 하나씩 풀어보자고 하며 나를 많이 안쓰러워했다. 굳이 이런 증상으로 병원에 가면 따로 도움을 받을 게 없었다.

발 반사 치료를 받고 주열기로 척추를 중심으로 따뜻하게 풀어주면, 나의 몸은 이완이 되고 그때서야 잠을 잘 수 있었다. 잠이 스르르 들기 전 몸이 툭 툭 튕기는 증상이 있다. 일명 병원에서는 틱 증상이라고 하기도 하는데 나는 그것과는 다르다. 좀 더 깊은 잠속으로 빠질 때쯤 튕기는 게 괜찮아지면서 잠이 들 수 있었다. 이런 증상은 이완이 되기까지 1년 이상 나타났다. 내 생각엔 순환이 안 되어 나타난 것도 있지만, 무의식 깊은 곳에서 충격을 받아 남아 있는 고정된 에너지가 가슴이 닫혀서 나타난 것은 아닐까? 이런 느낌이 들었다. 공황장애가 점차 좋아지기 시작한 것은 몸이 이완되기 시작할 때부터다.

이완이 안 되고 잠을 깊게 잘 수 없어도 일을 해야 한다는 의지 하나로 사무실로 향했다. 여직원과 통화가 잘 안 되어 답답할 때와 준비해놓은 서류를 가지러 갈 때 회사 사무실을 갔다. 몇 번을 일을 하려고 출근했다가 쓰러져서인지 사무실에 가면 편치 않았다. 컴퓨터 앞에 앉아 일을 할 수가 없었다. 이때는 컴퓨터 앞에 앉는 것 자체만으로도 힘들어할 때다. 공황은 평상시에 쉽게 할 수 있는 것도 힘들게 한다. 그러니 가까운 직장 동료나 지인도 이런 상황들이 이해가 안 될 것이다. 여직원한테 중요한 사항들을 애기하고는 미팅 룸에서 간단한 일만 마치고 빠르게 사무실을 나와야 했다.

나는 여직원과 밖에서 통화할 때 나의 의사전달이 정확히 안 되어 짜증이 나기도 했다. 내가 좀 괜찮아 보일 때 여직원은 사무실에 내가 오면 집중을 못 하고 안절부절못해 보여 내심 걱정했다고 했다. 여직원도 나와 통화할 때는 말끝이 안 들려 무슨 말인지 촉을 세우고 들어야 했다. 그래도 이런저런 어려운 상황들을 함께해주어 고마웠다. 나는 한동안 어딜 가도 꼭 필요한 말 외에는 하지 않았다 아니 할 수 없어서 말을 줄일 수밖에 없었다. 고객과 통화할 때도 말이 길어지면 정말 힘들었다. 나는 이렇게 생각하고 말했지만 상대방이 듣기에는 나의 의견이 잘 전달되지 않았다. 신뢰가 깊었던 천안 업체 대표님은 내가 건강해지면 천안에 내려오고 나머지 일들은 사무실 여직원을 통해 처리하게 해주었다. 고마움과 감동을 느끼게 해준 배려였다.

나는 회사에 내가 할 수 있는 최선을 다할 테니 출근을 배려해달라고 부탁했다. 도저히 예전의 생활 패턴으로는 하루를 보낼 수 없었다. 그나마 3년간 일을 잘해 인정받고 있었기에 가능한 것이었다. 평범하게 출근해서 일하는 것이 얼마나 감사한 것인지를 알게 해주었다. 사무실에 갔다가 집으로 향하는 발걸음은 늘 무거웠다.

영화 〈미나리〉로 2021년 아카데미 여우조연상을 받은 윤여정 씨는 시상식 소감을 말할 때 "두 아들에게 감사하다. 이게 엄마가 열심히 해서 얻은 결과야."라고 말해 풋풋한 웃음을 안겨주었다. 두 아들 때문에 열심히 연기를 할 수밖에 없었다는 이야기다. 그녀는 이혼 이후 미국에서 돌아와 두 아들을 교육시키며 생활하느라 조역도 하고 어떠한 배역도 가리지 않고 연기했다. 그녀는 스스로 생계형 배우라 말한다. 가리지 않고 했던 배역으로 인해 그녀는 어떤 역할이든 맡은 배역을 삶이 녹아 있는 농익은 연기를 한다. 그런 결과로 아카데미 여우조연상이라는 영광을 안은 것이다. 요즘 젊은 사람들 사이에서도 '윤여정에게 스며들다, 윤여정 어록'이란 말들을 한다. 젊은 사람한테도 노배우의 삶이 묻어 있는 말들이 감동을 주나 보다. 그녀는 나이를 의식하지 않고 자신의 소견을 거침없이 말한다. 윤여정 배우를 보며 이혼 이후 생계를 위해 노력했던 시간들이 그녀를 강하게 만들었을 것이라는 생각이 들었다. 예전에 한번은 둘째 아들에게 국제 전화가 오면 덜컥 가슴이 내려앉기도 했다고 한다. 어김없이 얼마의 돈이 필요한 거였다며 생계를 위해 일을 쉴 수 없었다고 지나간 일을 위트 있게 말한다. 같은 환경은 아니지만 충분히 공감이 갔다. 나도 공황이 온 이후 이완이 안 되어 힘들기도 했지만 생계에 대한 두려움을 떨칠 순 없었다.

가정의 모든 경제 생활을 감당하며 어떻게 살아야 하나? 나에게도 큰 문제였다. 현재의 수입을 유지해야 하는 부담도 크게 다가왔다. 대학생 2명과 중학생 1명 생활비와 기타 등등 1년 동안은 급여가 줄은 부분을 저축과 연금을 해약해서 유지해나갔다. 돈이 급할 땐 친구한테 보름이나 한 달을 빌려 쓰기도 했다. 어쩔 수 없는 상황 속에 세상에 혼자 내던져진 느낌이 드는 순간도 많았다. 그렇다고 나이 들어 부모님이나 형제에게 도와달라며 의지할 수는 없었다. 형제도 결혼해서 각자의 삶에서 살아가는 것도 나름 애로가 있음을 알기에 나의 힘듦을 전가할 순 없었다. 공황장애를 빨리 회복하여 예전 모습을 찾는 것이 문제들을 해결하는 방법이 될 거라 믿었다.

나에게도 소박한 꿈이 있었다. 55세까지 열심히 일하고 이후는 내가 하고 싶은 것을 하며 살고 싶은 꿈이다. 도심보단 한적한 시골 동네에서 바쁘게 사는 것을 그만두고 여유를 즐기며 사는 것이 꿈이었다. 자연과 함께 사계절의 변화를 가까이 느끼며 사는 하루의 일상을 그리고 있었다. 어느 틈엔가 일이 전부인 생활 속에 갇혀 있는 것이 싫어졌다. 열심히 일해서 빨리 벗어나고 싶었다.

나이를 먹어도 20대 때 생각했던 이미지들을 버리지 못하는 것이 40대, 50대, 60대이다. 그래서 어른들은 말한다. 마음은 20대라고…. 자신의 모습을 제대로 직시할 때는 지나간 사진 속의 모습이나 친구가 나이 들어가는 모습을 볼 때라 한다. 나는 마냥 같은 모습에 같은 마음이길 바라는 소녀의 감성을 잊지 않고 있었다.

그러다가 어느 날 문득 거울 속의 나를 보며 예전의 내가 아닌 것 같은 모습을 보니 '그래 너도 나이 들어가는구나!' 하고 인정할 수밖에 없었다. 공황장애로 인해 긴장과 수면 부족으로 근육이 처지고 있었다. 나의 소박한 꿈도 멀어져가고 있었다. 이렇게 무거운 짐을 지고 나이만 먹는 것이 속상했다. 공황장애로 힘든 상황에서 내가 지고 있는 무게들이 나를 버겁게 했다.

몸이 이완되지 않아 긴장감을 갖고 버텨야 했던 시간들과 잠을 설쳤던 시간들, 공황장애로 힘들어도 간신히 그날의 미팅 하나를 마치고 돌아올 때 좌절하지 않으려고 마음속 희망을 붙들었던 것…. 모든 것은 분명 건강해지면 좋아질 거라고 믿었다.

그런데 공황장애로 내가 두려움을 느낄 때가 있다. 순간, 모든 것을 놓아버리고 싶다는 절망감이 들 때다. 공황장애로 몸이 스르르 놔지며 바닥으로 쓰러지면서도 의지 하나로 견디고 버텨온 나에게 어느 날 찾아온, 모든 것을 놓고 싶다는 마음은 나를 두렵게 했다. 분명히 몸이 스르르 놔지면서 쓰러져도 끝까지 있던 의식은 나를 붙잡고 있었다. 그런데 의식은 지쳐 있을 때 순간 모든 것을 놓고 싶다는 생각이 들었던 것이다.

지쳐서 집에 오면 몸은 쉼을 원했다. 쉬어주고 이완을 하면 이완 뒤에 어느새 에너지가 채워지고 다시금 공황장애를 극복하기 위한 노력을 했다.

심신의학자이며 영성 철학자인 디팩 초프라는 "당신의 몸은 다름 아닌 당신의 마음이다."라고 말한다.

공황장애를 극복하며 이 말의 깊은 의미를 몸소 체험했다. 사람의 적응 능력은 한계가 없다. 몸은 모든 상황 속에서 자연스럽게 반응하고 솔직하다. 언제 쉬고 싶은지를 알고, 언제 일하고 싶은지를 안다. 나는 순간적인 의식의 두려움을 내 몸이 원하는 솔직한 반응에 순응하며 벗어날 수 있었다. 왜 지구에 올 때 몸을 가지고 왔는지를 공황장애로 인해 몸 수련을 하면서 알게 된 것이다.

# 06

# 도대체 뭐가 잘못된 걸까?

친구 K가 두 번째 입원한 나를 보러 왔다. 일전에 쓰러져 앰뷸런스를 타고 응급실 가서 MRI를 했었다. 응급실 담당 의사는 이상이 없다고 결과를 알려주었지만 나는 계속 쓰러질 것 같은 불안감에 마음이 편치 않았다. 머리에 뭔가 이상이 있다고 생각했다. K친구는 MRI 결과를 세브란스 수술실 교수님들께 보였는데 MRI 결과는 이상이 없다 하였다. 어떻게 보면 미세한 부분은 나오지 않는다고 했다. 왼쪽 머리 부분이 많이 부어 있는 상태고 얼굴이 좀 부어 있었지만, 별다른 증상은 보이지 않았다. K친구는 걱정스러운 얼굴로 나를 보고 갔다. 나는 신경 쓰는 작은 일에도 많이 힘들어 했고 몸에서 힘이 빠져 주저앉았다.

이번 퇴원 후에는 다시 입원하는 일이 없어야 하는데 걱정되었다. 무엇보다 애들 아빠를 같은 공간에서 마주 볼 자신이 없었다. 의사는 마음 편히 아무것도 하지 말라고 했지만 퇴원이 가까워지니 불안한 마음이 들었다.

입원했다는 말을 듣고 면회 오는 지인한테는 왜 입원을 했는지를 말하는 것이 싫었다. 과로로 입원했다고 말했다. 이렇게 나를 그대로 보이는 것이 창피했다. 작은 자존심이 올라왔다. 애들 아빠가 사업이 잘되어 일찌감치 넓은 평수의 아파트에서 살고 세 아이를 사립초등학교에 보냈다. 애들 교육에도 열성적인 엄마였다. 같은 초등학교에 아이를 보낸 학부모 중에는 내가 취미로 재취업을 했다고 여기는 사람도 있었다. 주변 분들은 젊은 사람이 일찍 성공의 길로 가고 있다고 알고 있었다. 그렇게 병실에 있는 동안에도 이런저런 지나온 일들을 생각하며 마음이 울적했다. 입원하고 있는 내내 고민하는 것이 있었다.

이때는 애들 아빠와 카톡만 해도 갑자기 온몸이 굳어지고 아무 생각이 안 났다. 미안하다고 했지만 하나도 그 말이 들어오지 않았다. 아니 그 말이 받아들여지지 않았다.

가장처럼 일을 많이 했던 것이 잘못된 것인가? 바쁘다 보니 대화가 적었던 것이 문제였나? 말로는 표현을 안 했지만 가장이 최선을 다하지 않으니 내가 한다는 뉘앙스가 있었는지도 모른다. 그러고 보니 3년 동안 일에만 집중하고 있었다. 재취업을 하고는 애들 아빠와 보이지 않게 부딪히는 감정 싸움에 소비되는 에너지로 늘 마음은 힘들었다. 현재의 환경에서 흔들리기 싫었고 부모로 인해 무엇보다 애들의 미래가 흔들리는 것은 참을 수 없었다. 난 나의 에너지보다 두 배로 일했고 노력했다. 바쁘게 살다 보면 삶의 우선순위를 잊을 때가 있다.

지금의 나였다면 좀 더 현명하게 일도 하고 대처하지 않았을까? 후회스럽기도 하다. 너무 일에 몰두했던 시간들이 그 당시 현실 상황에선 어쩔 수 없었다고 말할 수도 있지만, 돌이켜보면 재취업 이후부터 모든 것이 긴장의 연속이었다. 스트레스를 많이 받고 있었던 것이다. 영업의 영자도 모르던 나는 고객을 만나는 부담감을 이겨나가느라 많은 에너지를 써야 했다. 물론 돈에 대한 것도 항상 머릿속에 맴돌았다. 한 달에 적어도 이만큼의 수입이 될 수 있게 일해야 한다는 내 스스로 만든 압박감도 있었다. 그리고 나를 몰아가는 진짜 요인은 심리적 스트레스였다. 퇴근후 집에 오면 모든 것을 내려놓고 쉬어야 하는데 보이지 않는 팽팽한 에너지가 나를 더 지치게 했다. 애들 아빠와의 심리전은 나를 더욱더 일에 몰두하게 했다. 나는 몸도 지쳐갔지만 마음도 지쳐가고 있었다.

입원해 있는 동안에 습관대로 병원 침실 옆에 수첩을 두고 있었다. 공황이 오고 난 뒤로는 메모를 안 하면 까맣게 잊어버리기도 하고, 말의 순서가 뒤죽박죽되기도 해 수첩이나 메모지를 항상 옆에 두고 있었다. "사랑하거나, 떠나거나, 아니면 바꿔라."라는 글귀가 들어왔다. 일에 대한 첫 태도를 잊지 않기 위해 수첩의 첫 장에 적어놓은 거다. 매일 수첩을 펼 때 사랑하는 마음으로 일을 하자며 긍정의 마인드 컨트롤을 했던 것이었다. 미국의 전설적인 사업가 헨리 포드가 한 말이다. 이 말은 어떤 경우든 3가지 선택이 있다는 것이다. 그 상황을 사랑하거나, 떠나거나, 아니면 바꾸는 것이다. 수첩에 쓰인 글을 보며 결정해야 한다는 것을 알았다. 내가 살아야 다음이 있다.

나의 고민은 나 한 사람만 생각해서는 안 되는 고민이었다. 부모님과 가족을 생각해야만 했다. 마음에 많이 걸리는 것은 중학생 막내와 부모님이었다. 나는 지금도 여든이 넘으신 부모님께서 이혼하신다면 마음의 상처가 될 것 같다. 적극 반대할 것 같다. 이렇게 생각하니 어린 애들이 상처받을 것이 걱정되었다. 입원해 있는 병실에서 잠을 뒤척이며 고민했다. 어떨 때는 이런 마음의 고민을 했다가도 몸도 마음도 힘들어지면 이렇게 외친다. "절대 같은 공간에 못 있어. 당장이라도 심장이 멎을 것 같아서 분리해야 해. 그래야 살 수 있어." 하루에도 몇 번씩 고민하고 또 고민한다. 친구들과 상의하고 싶었지만 결국 모든 결정은 내가 하는 것이라 전화를 한다는 것도 망설여졌다. 나의 선택의 열쇠를 다른 누구에게 맡길 순 없었다. 그리고 끝없이 나를 향해 질문했다. "너의 마음속에서 울리는 진심은 무엇이냐"고.

아침부터 수액 주사를 맞고 있다. 병원에서 며칠 동안 고민을 해서인지 더 피곤했다. 지금 내겐 수액 주사도 위로가 되고 있다.

우리는 매일 선택을 하며 살고 있다. 하다못해 오늘 무엇을 먹을 건지도, 선택해야 한다. 하루 일상을 자세히 보면 모든 것이 선택의 연속이다. 인생의 긴 여정 속에서 지금 선택에 대한 고민은 내가 고심하는 것만큼 큰 것이 아닐 수 있다. 지금 현재 내 몸의 상태가 나의 마음 같은 생각이 들었다. 내 몸의 상태가 나를 표현한 것이다. 내가 지금 나의 상태에 맞는 선택을 해야 한다고 몸이 말해주고 있다. 나는 퇴원 전에 결정하리라 마음먹었다.

퇴원 하루 전 아버지께서 전화를 하셨다. "괜찮으냐? 그래, 고생하는구나. 지나가면 다 괜찮아진다. 얘야, 네가 하고 싶은 대로 해라. 에비는 네 결정을 존중한다." 울컥 눈물이 났다. 입원 이후 부모님께 차마 전화를 할 수 없었는데 언니를 통해 나의 입원 얘기를 들으셨나 보다. 입원 내내 고민했던 답을 아버지는 주신 것이다. 평소에 아버지는 모름지기 아내는 현모양처(賢母良妻)가 되어야 한다고 얘기하는 분이셨고 고리타분한 사고방식을 갖고 계셨던 분이셨다. 아버지는 내가 한 고민보다 더했을 것이다. 세 자녀가 있는 딸이 이혼한다는 것을 받아들이기까지 얼마나 고심하셨을지 상상이 되었다. 긴긴밤 엄마와 얘기를 나누느라 일찍 잠드는 엄마를 깨워 이런저런 고민을 얘기하며 속상해했을 것이다. 부모님께 크게 불효하는 것 같아 마음이 무거웠다. 나는 아버지와의 통화 후 결정할 수 있었다. 지금 나는 남의 시선을 개의치 않고, 내 마음의 결정대로 하기로 했다.

입원 마지막 날 직장에서 친한 동료와 후배 그리고 교회 친구들이 문병을 왔다. 마음의 결정을 내리니 왜 입원했는지 궁금해하는 물음에 대한 답을 이제는 숨길 필요는 없었다. 나를 보고 걱정의 눈빛으로 위로와 따뜻한 마음을 전해주고 갔다. 교회 친한 K친구는 걱정스런 얼굴로 기도 많이 해주겠다며 눈시울이 붉어졌다. 같은 교회에서 첫아이 애기 때부터 자녀 셋을 같이 키웠다. 교회 친구 K도 나도 자녀가 셋이고 여성 교회에서 활동을 같이 했었다. 오랜만에 애들 어렸을 때 얘기로 웃을 수 있었다. 퇴원과 동시에 공황장애를 이겨나가야 하는 숙제를 안고 있다. 나는 내가 처한 상황을 좀 더 자연스럽게 받아들이기로 했다. 일도 내가 할 수 있는 만큼만 하기로 마음먹었다. 작은 스트레스를 못 받아들이는 것과 스트레스로 에너지가 딸려 힘든 것이 나타나는 것도 그냥 자연스럽게 받아들이기로 했다.

중학교 시절 교회에 다녔지만 법정 스님의 『무소유』를 읽고 감동 받았었다. 그때는 정확히 무소유의 개념도 모르면서 그저 법정 스님의 책이 참 좋았다. 오늘 법정 스님의 시집에서 『스스로 행복한 사람』 중에 일부를 다시 본다.

자기 스스로 행복 하다고 생각하는 사람은 행복하다.
마찬가지로 자기 스스로 불행하다고 생각하는 사람은 불행하다.
그러므로 행복과 불행은 밖에서 주어진 것이 아니라
내 스스로 만들고 찾는 것이다.

인생은 온전히 자신의 것이라는 걸 알려주는 듯 시가 마음으로 들어왔다. 행복도 불행도 나에게 달린 것이다. 지금 비록 몸도 마음도 아프지만 분명 내일은 활짝 웃으며 아침을 맞이할 것이다. 나도 행복하고 싶다. 억울해하기보다는 나의 상황을 받아들이고 큰 숙제를 안고 있다고 여기자. 현재 상황을 탓하기보단 그냥 받아들이고 다음을 만들어보자. 잘못된 것은 없다. 모든 상황들은 결국 내가 만든 것이다.

옛 시인의 말처럼 나도 "순풍에 돛을 달고 물이 흐르는 대로 살고 싶다."

# 07

# 양손에 굳게 쥐고 있던 삶의 무게감

주말 오후 둘째 딸은 아침부터 분주하다. 친구들과 일본 여행 때 맛있게 먹었다는 삼겹살로 만든 차슈 덮밥 요리를 하고 있었다. 캐릭터 디자인을 전공하는 둘째는 컴퓨터 앞에 앉아 그림 그리는 시간이 많고 활동적이지도 않고 요리는 전혀 관심도 없었다. 너무 신기해서 부엌을 여러 번 기웃거리며 구경했다. 애써서 준비하는 걸 보니 안쓰럽기도 했다. 내가 공황장애로 힘들어하니 애들도 나도 생활 패턴이 달라졌다. 나는 간신히 밥만 하는 정도였다. 장을 보고 청소를 하는 건 애들 몫이 된 것이다. 엄마 노릇을 제대로 하지 못하는 것 같아 미안했다. 친언니가 반찬도

해주고 청소를 도와주었어도 애들은 학교 다니랴 집안일 하랴 나 못지않게 마음고생이 많았을 것이다. 둘째 딸의 예기치 않은 정성이 어린 밥상에 가슴이 뭉클했다.

딸인데 엄마 같은 포근함이 전해져왔다. 어느새 커서 아픈 엄마에게 요리를 해주니 애들한테 엄마의 무게감이 전이된 건 아닌지 이내 맘이 쓰였다.

엄마여서 버텼고, 엄마여서 참았고, 엄마여서 내가 가진 에너지보다 더 쓰며 일했고, 엄마여서 나의 자리를 지키려 했던 시간이 있었다. 엄마였기에 감당할 수 있었던 것들이었다.

애들 아빠 사업이 어려워져 나는 재취업을 하기로 하고 대학병원 근무 경력을 살려 집에서 가까운 병원으로 일주일 뒤면 출근하기로 결정했다. 그런데 S보험회사 다니는 지인이 이번에 본사에서 제대로 영업하는 사람을 키우는 조직을 만들었으니 입사 면접을 보는 게 어떠냐는 제의를 했다. 시간도 자유롭고 보수도 내가 일한 것만큼 받을 수 있어서 좋다고 했다. 막내가 아직 초등학생이라 돌봐줄 게 많아 시간을 자유롭게 쓴다는 것에 S보험회사를 선택했다. 입사 후 교육과 시험이 많았지만, 대학 입시를 준비하듯 열심히 임한 결과 테스트에서 백점을 맞기도 했다.

영업은 처음이라 적응 초기엔 모든 것이 힘들었다. 하지만 애들의 교육과 미래를 위해 모질 게 마음먹고 계획했던 스케줄을 빠짐없이 실천해갔다. 일주일 일정과 한 달 일정을 정해놓고 최선을 다해 고객을 만났다. 평일 중 마지막 날인 금요일에는 다음주 일정이 정해지지 않으면 늦은 시간까지 일정을 잡고 준비를 했다. 빼곡하게 적은 일정을 소화하다 보니 어떤 날은 입술이 아플 정도로 말을 많이 해서 집에 도착하면 아무 말을 할 수 없을 정도로 지친 날도 있었다. 목표를 세워놓고 최선을 다했다. 내가 원하는 만큼의 억대 연봉자가 되었고 회사 연수원 강의도 하게 되었다. 하루를 일하는 것에, 돈을 버는 것에 의미를 둔 감정이 메마른 생활 속의 연속이었다.

이렇게 무리를 하다 보니 난소에 물혹이 생겨 매달마다 정기 검진을 받아야 했다. 의사는 물혹의 크기가 커질 수 있으니 조심하고 스트레스를 받지 말라고 충고해주었다. 하지만 나는 장거리 출장과 하루 일정들을 빡빡하게 소화해내야 했다. 그러던 어느 날 아랫배에서 묵직한 느낌이 전해져오고 피곤해 병원 외래를 가야 했다. 의사는 길을 다니다 물혹이 터질 수 있으니 수술해야 한다고 했다. 결국 물혹 제거 수술을 하게 되었다. 의학 상식이 있던 나는 무리하거나 스트레스가 더해지면 물혹이 커진다는 걸 알면서도 일을 놓지 못했던 것이다. 결국 내가 자초한 상황이었다. 이 당시 나는 내가 아파 병원 가는 것보다 고객과의 미팅을 우선으로 하고 있었다.

조금의 여유로움도 없이 매달 얼마 이상은 벌어야 하고 이만큼은 일해야 한다는 강박감에 스스로 나 자신을 가두곤 했다. 어찌 보면 애들한테 피해를 주지 않기 위해 꿈을 포기하는 일이 생길까 봐 나를 더 옥죄었는지도 모른다. 엄마라는 피할 수 없는 모성애로 나를 슈퍼우먼으로 만들어갔던 것이다. 겉으론 아무렇지도 않게 고객을 만났지만, 속은 지쳐가고 있었다. 타인에게 나를 맞추던 삶에서 서서히 지쳐갈 때쯤 마음과 몸이 다치게 되었고 갑자기 공황장애를 겪게 된 것이다.

공황장애는 나를 아무것도 할 수 없게 했다. 공황장애가 생기기 전에는 나는 아침 일찍 일어나 출근 준비를 하며 오늘의 미팅을 마음속으로 시각화하며 꿈을 꾸었었다. 좋은 결과를 만들던 노력이었다. 물론 결과도 훌륭했다. 미팅 준비가 미흡하다 싶으면 늦은 시간까지 시간 가는 줄 모르고 집중하다 보니 사무실에 나만 홀로 일하고 있었던 노력의 시간들, 아무리 멀어도 마다 않고 고객한테 최선을 다했던 시간들, 시간만 나면 쪼르르 교보문고로 달려가 소통과 성공에 관련된 책들을 구매했던 시간들, 선배를 쫓아가 영업 노하우를 배우기 위해 이른 새벽 출근했던 열정, 연수원에서 강의했던 시간들이 있었다. 나는 인정받고 싶었고, 사랑받고 싶었고, 사랑을 나누고 싶었고, 엄마로서 최선을 다하고 싶었지만 지금은 하는 수 없이 모든 것을 있는 그대로 받아들일 수밖에 없었다.

이제는 삶의 무게감을 감당할 수 없게 되었다. 나는 일상의 모든 상황을 몸의 컨디션에 맞추어 생활할 수밖에 없었다. 지금은 몸과 의식이 분리 안 되게 최소한의 할 수 있는 것을 선택할 수밖에 없게 되었다. 모든 것을 그저 내려놓을 수밖에 없었다. 양손에 쥐고 있던 삶의 무게감을 애들이 같이 나누고 싶고 지지해주고 싶다는 예쁜 마음이 전해져왔다. 애들도 심리적으로 힘들었을 테지만 착하게 잘 견뎌주었다.

요즘은 자주 부모님 생각을 하게 된다. 우리 부모님은 5남매를 키우시느라 힘드셨을 텐데 그때는 부모님 마음을 몰랐었다. 막상 자식을 키워보고 아파보니 가장의 어깨가 얼마나 무거웠을지 이해된다. 친정엄마는 아버지 곁에서 조용히 나를 지지해주시는 분이었다. 자식들은 엄마를 천사표 엄마라 불렀다. 반면 아버지는 자식을 위해서라면 몸을 불사르는 분이셨다. 아버지가 군에서 대위로 예편하셨을 주변 사람들이 철원 군수로 나오라고 여러 번 아버지를 설득했다 한다. 아버지는 후에 그때 군수를 한다고 나가면 자식들 굶길까 봐 못 나가셨다 했다. 혹시 군수에 당선이 안 되면 비용 부담이 컸을 것이다. 군에서도 군대 훈련 관련 책도 쓰시고 어렸을 땐 초등학교도 월반으로 몇 해 안 다니셨던 똑똑한 분이셨다. 아버지는 이북에서 사촌 형과 혈혈단신(孑孑單身)으로 오셔서 자식들을 위해 본인의 꿈을 포기하신 분이다. 철원 시골 동네에서 자식들을 위해 조용한 삶을 살기로 선택하신 것이다.

지금 생각하면 입가에 웃음이 나는 이야기가 있다. 아버지는 일제강점

기와 6.25전쟁을 겪으신 세대다. 남한과 북한의 경계선인 38선 가까운 곳에 살고 있는 우리는 아버지로부터 만일 전쟁이 나면, 혹시 무슨 일이 발생할 때를 대비해 대피하는 요령과 순서를 진지하게 알려주셨다. 이때는 정말 건성으로 들었다. 아버지는 밥을 드시다가도 가끔씩 전쟁이나 무슨 일이 생기면 이 동네에서 제일 먼저 잡혀갈 사람이 아버지니 가족은 일단 뿔뿔이 헤어져 무조건 남쪽으로 향하라고 하셨다. 감리교회 머릿돌에 각자 어디로 가는 걸 표시해서 만나기로 한다. 그래야 가족이 살아남을 수 있다는 거다. 첩보영화에나 나올 만한 이야기를 아버지는 어린 초등학생 인 나에게 잊을 만하면 한 번씩 말씀하셨다. 가족을 사랑하는 아버지의 만일의 사태에 따른 작전이었던 것이다.

나는 아버지를 반은 좋아했고 반은 싫어했다. 아버지만의 고정 관념으로 말하는 아버지의 얘기가 싫었었다. 반면 자식들을 위해 고생하신 자식 사랑은 특별하게 느껴지기도 했다. 나는 외모는 엄마를 닮았지만 많은 부분 아버지를 닮았다. 엄마는 그 아버지에 그 딸이라고 웃으며 농담하시곤 하셨다. 지금은 고인이신 아버지의 거칠고 굵은 손이 그리워졌다.

나는 이렇게 아픈데 엄마로서 책임을 다할 수 있을까? 벅차게 조여왔던 삶의 무게감을 이제는 놓을 수밖에 없다. 내가 스스로 놓으려는 것도 아닌데 지금은 내가 서 있는 것조차도 어렵다고 느낄 때 애들이 나를 붙들어주는 것 같았다. 오히려 마음이 편해지기 시작했다. 하루하루 나의 컨디션의 리듬을 따르고 시간에도 쫓기지 않기로 했다. 나는 이제 경쟁이나 바쁨이 아니고 느림과 받아들임을 생활에서 그대로 배우고 있는 것이었다.

주말 오후의 느긋함을 차슈 덮밥을 먹으며 느껴본다. 따뜻한 정성에 왠지 모를 벅참이 밀려와 눈물이 핑 돈다.

하나를 내려놓으니 다음이 보이기 시작했다.

PANIC DISORDER

# 공황장애

## 아픈 게 아니다

2장

## 공황장애 아픈 게 아니다

바보가 되어 살아갈 것인가? 내 인생을 있는 그대로 사랑하며 살아갈 것인가?

나는 공황장애로 몇 번을 쓰러지면서 의식만이 나를 지탱하고 있을 때 선택할 수밖에 없었다. 둘 중에 하나를….

몸이 건강하고 심리적으로 안정된 사람인데도 갑자기 어지럽고, 쓰러질 것 같고, 메스껍기도 하고, 숨이 막혀 죽을 것 같은 증상과 평소의 생활환경에서도 불안하여 가슴이 터질 것 같은 증상이 생기면 병원에서는 공황발작이라고 한다. 그리고 정신과 진료를 받을 것을 권한다. 이런 느낌의 증상이 거듭되면 언제 또 재발할지 모른다는 강박감과 두려움을 느끼는 것을 공황장애라 한다. 외출하거나 일반 활동에서도 공황장애를 일으킬까 봐 생활의 제약을 받는 것을 공황공포증이라고 한다. 주변에서도 터널을 못 지나가 길을 돌아가고, 비행기를 못 타서 해외 출장을 못 가는 분들도 보았다.

모든 병은 일으키는 원인은 많다. 그중에 공황장애를 단지 아픈 병으로만 인식하기엔 방향이 다름을 느낀다. 처음부터 아프다는 관점은 치료의 출발이 아니라는 것이다. 공황장애를 몸소 경험한 나는 당신은 아프지만 아픈 게 아니라고 말하고 싶다. 단지 잠재의식이 몸을 걱정해서 나타나는 증상이라고 말하고 싶은 것이다. 몸을 보호하기 위해 나타난 증상들이다.

물론 회복하기까지는 시간이 걸릴 수 있다. 병원에서는 심인성 질병으로 마치 정말 몸이 아파서 증상이 나타나는 것처럼 아픈 모습의 환자를 보았었다. 그러나 검사를 해보면 모든 것이 정상이다. 고혈압약도 혈압이 정상이지만 불안해서 계속 약을 복용하는 환자도 있었다. 이렇게 생각이나 마음의 병으로 약을 복용하기도 한다.


나는 공황장애로 쓰러졌던 상황 속에서 몸이 축 늘어져 내가 몸을 통제할 수 없음을 느꼈다. 그런데 의식은 항상 나를 붙들어주고 있었다. 일정한 시간이 지나면 쓰러졌던 몸이 기운이 차려졌다. 회사 사무실에서 쓰러질 때도 그랬고, 백화점에서 고객을 만나고 쓰러졌을 때도 그랬다. 종종 고객과의 미팅이 길어져 힘들어질 때면 미팅 후 차 안에서 이런 쓰러질 것 같은 증상을 경험했지만 늘 의식은 나를 보고 있었고 나와 대화하고 있었다. "은희야, 조금 편안히 쉬어봐. 괜찮아질 거야." 더 이상 버틸 수 없을 것 같을 때도 나를 보는 의식은 마음속으로 말하고 있었다. 나는 직감적으로 공황장애가 나아질 거란 확신은 들었다. 하지만 많은 노력이 필요하다는 것과 회복하려면 시간이 걸릴 수 있겠다 싶었다.

단지 아프다는 것보다 나를 보호하기 위해 나타난 몸의 반응으로 여기고 회복하려면 무엇부터 해야 하나 하고 방법을 찾기 시작한 것이다.


요즘 직장인들은 지나친 업무로 스트레스를 받고 일을 한다. 회사 일이 인생의 모든 것인 양 묶여 있는 사람들도 본다. 일에 승부욕을 건 사람들은 신경성 위장약을 먹거나 원형탈모로 고생하기도 한다. 지금 하는 일이 맞지 않거나 직장 내에서 심한 갈등을 겪고 있거나, 원치 않는 일을 가장의 무거운 어깨로 일을 하다 보면 몸에 이상이 오고 하나씩 아픈 증상으로 나타난다. 스트레스로 갑상선 기능에 이상이 생긴 분들도 주변에서 흔히 볼 수 있는 경우다.

학교에 다니는 학생들도 공부와 혹은 친구들과의 갈등으로 스트레스를 받기는 마찬가지다. 오죽하면 고3병이 생겼을까. 부부간의 갈등, 자기 자신을 사랑하지 못하는 결핍감, 상처를 주고받는 사람들 모두가 시선이 외부로만 쏠려 있는 생활 패턴들을 갖고 있다. 나 또한 공황장애가 생기기 전에는 일에 올인 하는 사람이었다. 일상을 살아가는 대부분의 사람들이 자기 내면을 보는 시간을 얼마나 될까? 나 또한 모든 일상이 외부에 쏠려 있었다. 아침에 눈을 떠서 하루를 보내고 잠들기 전까지 자신을 인식하며 보낸 시간이 거의 없었다. 공황장애로 어쩔 수 없는 상황이 나의 내면을 보는 계기가 된 것이다.

　의사이며 저자인 에카르트 폰 히르슈하우젠은 어느 프로그램에서 사막에 있는 펭귄 이야기를 한다. 내가 하고 싶은 이야기를 펭귄 이야기를 통해 하고 있어 소개한다. 불쌍한 펭귄은 태양이 작열하는 사막에서 열기로 인해 고통을 받았다. 하지만 스스로 뭔가를 할 수는 없었다. 다리가 짧아 잘 걷지 못했고, 날개가 있지만 물이 있는 곳까지 날지도 못한다. 펭귄은 어떻게 해서 많고 많은 장소를 두고 하필이면 사막에 가게 되었을까? 사막은 펭귄에게는 치명적인 곳인데 말이다. 하지만 여기서 생각해봐야 할 중요한 문제는 따로 있다. 잘못된 것이 펭귄일까? 불쌍한 펭귄이 처해 있는 환경일까? 우리는 금방 알 수 있다. 펭귄은 다만 살아가기에 적합한 물에서 떨어져 있었을 뿐이고 지극히 정상이고 아프지도 않다. 어떻게 하면 물가로 빨리 갈 수 있을까 하는 게 숙제이다. 어떻게 사막에 오게 되었는지, 어떤 약을 먹어야 할지 고민할 필요가 없다.
　펭귄 이야기처럼 나 역시 쓰러지고 아픈 것처럼 보이지만 아픈 게 아니다. 원치 않는 환경에 잠시 있는 것뿐이다. 수련을 통해 마음과 몸에 대해 공부를 하니 공황장애를 환자가 보이는 질병 증상으로 보는 것이 아닌 몸을 보호하기 위해 나타난 증상들로 처음부터 접근하면 회복이 더 빠를 것이라는 사실을 깨달을 수 있었다. 약을 먹지 않고도, 몸의 에너지를 회복하는 것만으로도 마음도 의식도 같이 좋아지는 것을 몸소 체험했다. 환경을 바꾼다는 가벼운 마음으로 공황장애도 관점을 바꾸는 간단한 선택만으로….

내가 감당할 수 없을 정도로 진정 아픈 것은 공황장애로 쓰러져서가 아니다. 일을 못 하게 되는 것도 아니고, 주변 사람들에게 아픈 모습을 보이는 것이 두려워서도 아니다. 소화가 안 되고 장이 굳어져 있어서도 아니다. 잠을 설치는 밤이 힘든 것도 아니다. 진정 나를 힘들게 한 것은 큰 구멍이 난 마음의 상처다. 나는 이런저런 생각을 하다 보면 자존심이 쑥 올라왔다. 어쩌면 이런 상황들을 받아들이는 것조차 싫었던 것이다. 남의 탓을 하거나 원망만 할 순 없다. 가슴속의 상처도 치유가 필요하다.

사랑하는 것도 때론 연습이 필요하듯이 지금 나는 마음의 상처를 치유하는 연습이 필요하다.

치유 연습을 위해 매일 한 장씩 마음을 편히 내려놓고 치유 연습을 하는 책을 본다.

2001년 9·11테러 사건을 누구나 기억하고 있다. 민간인이 탑승한 비행기를 납치해서 세계무역센터로 돌진해 6천여 명의 희생자가 생겨났을 때 전 세계 사람들이 놀랐고 상처로 힘들어했다. 나는 이때 애들 아빠 회사 직원이 미국 출장 중이어서 뉴스를 보며 맘을 졸였던 기억이 있다. 마침 다음 비행기로 미국에 잘 도착했다는 얘길 듣고 안심할 수 있었다.

　그 힘든 상처받은 사람들을 위해 하버드 대학 의학박사이며 정신−신체의학 분야를 창안한 디팩 초프라는 이분들의 상처 치유를 연습하는 『영혼을 깨우는 100일간의 여행』 책을 냈다. 스스로의 치유를 위해 책을 보는데 내가 치유되면 가족이 가족을, 친구가 친구를, 이웃이 이웃을, 직장 동료가 직장 동료를 서로가 서로를 치유해주는 100일간의 치유 연습 책이다. 나는 이제 나를 위해 치유 연습을 하고 있다.


　의지가 있는데도 쓰러지는 나를 보면서 처음엔 두려웠다. 이러다 바보가 되는 게 아닌가? 사회생활을 못 하는 게 아닌가? 애들한테 짐이 되는 엄마가 되지 않을까? 나는 어떻게 해야 회복할 수 있을까? 매순간 질문하고 해답을 찾기 시작했다.


　나는 내가 아프다고 받아들이지 않고 잠시 몸이 일에 대한 스트레스로 에너지가 고갈되었고 마음의 상처로 순환이 꽉 막힌 것으로 생각했다. 잠을 못 자는 밤도 지내고 이완이 안 되어 몸이 굳어 있어 내 몸이 내 몸 같지 않았던 날도 보냈다. 일도 꼭 만나야 하는 사람만 만났다. 이러한 가운데서 몸의 에너지를 회복하는 것에 초점을 맞추니 내 안에 세포들이 나의 선택에 적응하며 나를 그대로 받아들이듯이 마음을 열기 시작한 것 같았다.

막힘이 풀리고 에너지가 원활하게 돌고 건강이 좋아지기 시작했을 때 알게 된 것이다.

처음 마음먹는 선택이 얼마나 중요한지를….

아프다고 선택해서 약을 복용할 건지 인생의 잠깐의 굴곡으로 생각할 건지를….

삶에서 우연은 없다고 한다. 지금 내가 공황장애를 겪고 있는 것도 나에게는 필요한 시간인 것이다.

# 어떻게 하면 회복할 수 있을까?

"뜻이 있는 곳에 길이 있다"라는 옛 선인의 말처럼 공황장애를 회복할 수 있는 방법들을 기도하는 마음으로 찾고 또 찾았다.

출근했다가 두 번째 쓰러졌을 때 병원에서는 머리가 부어 있지만 크게 이상이 있진 않고 무조건 아무것도 하지 말고 쉬어주라고 했다. 전화기는 진동으로 하고 되도록 안 받으려는데 길게 울리는 진동소리가 신경 쓰였다. 고객인 S회사 전무님께서 전화하셨다. 목소리를 가다듬고 전화를 받았는데 평소처럼 밝은 목소리로 전화를 받았지만 "김은희 씨, 어디 아프세요? 목소리에 병색이 묻어나요." 하였다. 애써 안 아픈 척했는데 입원 중인 걸 감출 수 없었다. 전무님은 현재의 증상들을 말해보라 했다. 나는 요즘 쓰러졌던 증상과 목이 뒤로 넘어가지 않는 것에 대해 얘기했다. 퇴원 후 한번 들리라 하셨다. 이 통화가 나의 회복의 시작이 될 줄은 몰랐다.

전무님은 선수들의 재활 치료를 맡고 계신 분이었다. 운동하다가 다친 선수들의 몸의 파장을 읽어 흔들린 부분을 잡아주는 정골요법 치료를 한다. 미세한 치료를 하는 분이어서 그런지 목소리만 들어도 병색이 있다는 걸 알고 있었다. 정골요법 치료는 선수들이 격하게 운동하다가 근육과 평형감각을 다치는 경우가 많아 재활하는 데 시간이 많이 걸린다. 재활 시간을 단축하는 치료를 위해 미국에서 직접 배워온 치료법이었다. 가슴에 횡경막이 있듯이 머리도 허리도 골반도 막이 있는데 그걸 맞추는 섬세한 것이다. 그래서 환추(Atlas)와 천골(Sacrum)을 조정하는 것이 정골요법이다.

몸이 아프다 보니 결례를 무릅쓰고 전무님을 뵈러 갔다. 순환이 안 되어 안색은 어둡고 겁먹은 얼굴로 목이 뒤로 젖혀지지 않아 고생하고 있었다. 나를 보자마자 전무님은 내가 많이 아파 보인다고 말씀하셨다. 선수 치료용 베드에 눕고 머리와 목 부분을 먼저 보자면서 머리와 목 중간 부분에 손을 얹고 가만히 있는데 시간이 지나니 눈에서 저절로 눈물이

흘렀다. 가슴이 슬퍼서 흐르는 눈물이 아니고, 의식에서 나오는 눈물도 아니었다. 그냥 저절로 눈물이 양쪽 뺨을 타고 흘렀다. 이때는 몰랐지만 몸과 마음 수련을 하니 그날 흘린 눈물의 의미를 알 수 있었다. 몸은 스스로 자신을 보호하기 위해 몸이 굳고 말도 잘 안 나오게 몸에 보호장치를 한 것이다.

얼마의 시간이 흐르고 보니 목이 뒤로 젖혀졌다. 숨을 쉬는 것도 좀 더 편안해졌다. 회복할 수 있다는 희망이 보였다. 선수들한테만 치료를 하는데 선뜻 마음을 내주신 전무님께 진심으로 감사한다. 공황장애를 이겨나가는 데 도움을 주신 첫 은인이었다.


퇴원 후 한동안은 말이 안 나와 일을 못 하고 북한산 둘레길을 천천히 걸었다. 할 수 없이 집에 있는 시간이 생기면서 책을 보는데 책꽂이 구석에 고객이 선물로 준 책이 눈에 띄었다. 에크하르트 톨레의『지금 이 순간을 살아라』와 디팩 초프라가 쓴『우주의 리듬을 타라』. 이 책을 선물받을 땐 너무 어렵고 집중해서 읽게 되지 않았는데 눈에 띄었던 것이다. 의식에 관련된 책들이 신기하게 나에게로 오기 시작했다. 나는 마음이 무겁고 지칠 때면 인생의 친구 같은 삶과 깨달음이 있는 책을 찾아 읽어보았다. 아프면서 소중한 책들을 보니 나를 바라보는 관점이 생겼다.

책을 선물로 주신 C대표님은 독특한 분이셨다. 인쇄업을 운영하는데

20대부터 삶의 깨달음에 관심이 많아 지금까지도 꾸준하게 정진하고 계신 분이다. 의식을 넓혀주고 마음 수련을 해주는 몇 권의 책을 주셨다. 일하다 지칠 때면 C대표님 사무실에 가서 대표님의 삶과 철학 얘기를 듣곤 했는데, 그러고 나면 힘이 나기도 했다. 소중한 책들을 아플 때 보면서 마음의 위로를 받곤 했다. 열정으로 일을 할 때는 나의 관심이 어떻게 해야 고객과 소통을 잘할 수 있을지, 어떻게 성공할 수 있을지에 초점이 맞춰져 있다가 지금은 전혀 다른 책을 보고 있는 것이다.

지금 돌이켜보면 어린 시절에도 마음과 종교와 관심이 많았다. 고향 동네에 집과 학교 사이에 교회가 있었다. 외할머니는 한글을 성경을 보며 익히셨다. 매일 아침, 저녁 기도와 성경을 보는 신앙인이었다. 초등학교 저학년 때 했던 특별한 경험도 있다. 외할머니와 엄마를 따라 부흥회에 갔었는데 할머니와 엄마가 기도할 때 방언을 했다. 나는 너무 신기해서 따라하고 싶어서 방과 후 아무도 없는 교회 기도실에 갔다. 천장이 유난히 높은 기도실은 무서웠지만 작은 손을 모으고 방언을 하게 해달라고 기도를 한 적이 있다. 방과 후 집에 오는 길에 들러 몇 주간 열심히 기도했었다.

나는 교회에 다니면서도 '내가 왜 죄인인가요? 나는 누구인가요?'에 대한 질문은 늘 마음속에 있었다. 자녀 셋을 키우는 동안은 교회에서 성경 읽고 쓰는 모임을 만들어 성경책과 똑같은 나만의 성경책을 직접 썼다.

나와 같이 성경을 쓴 모임 멤버들은 나에게 지금도 고맙다고 얘기한다.

공황장애가 생기고 1년간은 이완이 안 되어 이완하는 것을 배우고, 발반사 치료를 받았다. 일주일에 한 번씩 이완하는 것과 마음의 상처와 충격이 그대로 몸에 남아 굳어 있는 것을 풀고 이완하기에 1년간은 허수아비 같은 모습으로 살았다. 간신히 일과 생활을 하며 남모르는 눈물로 베개를 적신 날도 많았다.

L친구의 소개로 D단체에서 하는 의식 코칭 관련 프로그램에 참여하였다. 일주일마다 총 6회에 걸쳐 주말마다 프로그램을 하였다. 프로그램을 받는 동안은 의식적으로 많이 정리되는 것 같았으나 몸이 안 따라주니 다시 힘들어지곤 했다. 이때는 내가 살아야 다음이 있기에 무엇이든 해서 좋아져야 한다는 생각으로 꽉 차 있었다.

결국 의식을 넓혀주는 책과 의식 관련 프로그램은 잠시 기분이 좋아지고 뭔가 알 것 같으나 몸이 마음대로 움직여주지 않고 에너지가 항상 부족하니 다시 원점으로 돌아오곤 했다. 빨리 회복하기를 원했지만 몸의 속도에 마음을 내려놓고 맞출 수밖에 없었다.


아픈 모습을 보이기 싫어 친정을 2년간 이런저런 핑계를 대며 못 갔다. 고향 철원의 들판과 맑은 공기가 그리웠다. 부모님은 나를 보면 금방 힘들어하는 걸 눈치채실 것 같았다. 그리고 장거리 운전은 나에게 벅찬 시기이기도 했다. 아버지는 통화할 때 걱정이 되셨는지 "지성(至性)이면 감천(感天)이다. 네가 잘하고 있는 거야. 시간이 지나면 다 괜찮아질 거야."
하시며 위로를 해주셨다. 나의 상태를 자세히 얘길 안 해도 부모는 통하
는 것이 있나 보다. 나이 들어 부모님께 불효하는 것 같아 죄송한 마음뿐
이었다. 꼭 공황장애를 극복하여 마음의 짐을 덜어 드려야겠다고 다짐했
다.

아버지 말씀처럼 지성이면 감천이라고 선도 수련을 하게 되면서 몸의
균형이 맞춰지기 시작했다. 2년 동안은 일주일에 한 번 수련하러 가더라
도 같이 하는 도반들처럼 척추가 똑바로 세워지지 않아 참석하는 데 의
미를 둘 수밖에 없었다.

가벼운 등산이나 요가는 해보았지만 이렇게 몸을 의식으로 보면서 수
련하는 것은 처음이었다.

어렸을 때 외할머니는 배탈이 나면 배에 손을 얻고 시계방향으로 쓸어
주셨다. 일을 많이 하셔서 손은 거칠었지만 따뜻한 사랑의 마음이 전달
되는 것 같았다. 그래서인지 언제 아팠는지 모르게 금세 배가 낫는 듯했
다.

우리는 몸이 아파야 몸을 본다. 선도 수련은 그동안 삶에 집중해서 살
던 초점을 나의 몸을 보면서 수련하게 만든다. 머리와 목, 등이 굳어져
감각조차 없었는데 차츰 에너지의 감각을 찾으니 굳어진 것들이 보였다.

굳어진 근육이 있는 피부는 검은 빛으로 달라져 있었다. 마음의 병이 깊다 보니 마음속 상처도 몸으로 나타났다.

수련에 진도가 나갔을 때 몸이 안 따라주어 많은 부분을 의식으로 한다는 걸 알았다.

억지로 의식으로 끌어서 하는 부분이 많았던 것이다. 일도 수련도….

우주와 자연은 조화 속에 순환하여 사계절을 우리에게 선물로 준다. 건강하다는 것은 몸과 마음과 정신이 조화로워야 한다. 그래야 에너지의 흐름이 원활하다. 억지로 의식적으로 하는 것이 아닌 몸을 최대한 편안한 상태에서 스스로 작용하도록 놓아두었을 때, 우리의 마음은 더 빨리 건강을 안겨준다는 진리를 몸으로 배우기 시작했다.

공황장애를 극복하는 데 두 번째 은인은 선도 수련이다.

# 나무는 반이 썩어도 살아 있다

　어느 봄날 H동생과 제주여행을 갈 기회가 생겼다. 제주에 머무는 동안 아무것도 생각 안 하고 오직 자연 속에 빠져보리라 마음먹고 갔다. 의식 관련 프로그램을 하며 만난 H도 남편과의 갈등과 사업체 운영으로 지쳐 있을 때였다. 비슷한 나이에 힘든 과정을 지나는 중이라 잘 통했다.

　제주 사려니 숲길을 걷다가 발길을 멈추게 한 나무가 있었다. 30년은 족히 넘을 것 같은 나무인데 나의 시선은 나무의 중간 부분 반이 썩어 있는 것에 고정됐다. 고개를 들고 나뭇가지를 보니 잎은 새순이 돋아 푸릇

푸릇했다. 나무의 반이 썩어 있는데도 잎은 아무렇지도 않은 듯 살아 있는 것을 보며 갑자기 눈물이 났다. 마치 내 모습 같았다. 반밖에 살아 있지 않아 간신히 버티고 있는 나 같았다. 한참을 나무 앞에 서 있었다.

나는 너무 아픈데, 아무것도 할 수 없는 것 같은데 아프지 않은 것처럼 사람들을 만나 일을 하고 웃어야 했다. 다치거나 질병으로 아프면 주변 사람들은 아픈 것을 인정한다. 그리고 배려한다. 그런데 공황장애는 직접 겉으로 보이는 증상이 없다 보니 '저 사람 왜 이러지?' 의아하게 여긴다. 몇 번 입원 때마다 와주던 친언니조차 퇴원 이후 계속 아프다 하니 이해가 안 된다 했었다. 사려니 숲길에서 만난 줄기의 반이 파여 있는 나무와 마음의 반은 파여 있는 내가 같은 모습으로 느껴진 것이다.

나뭇가지 끝마다 움트는 싹을 보니 나무의 뿌리는 어떨까 하고 궁금해졌다. 줄기 부분이 반이 썩어도 봄이 오니 가지마다 새순이 나오는 것을 보며 왠지 모를 희망이 움터 올랐다. 뿌리가 든든하게 지켜주니 나무는 새봄을 맞이하는구나! 여러 일들이 한꺼번에 몰려와도 뿌리가 굳건하면 다시 회복할 수 있다. 삶의 풍파가 많아도 뿌리가 든든하면 새순을 피울 수 있다. 나무의 위대한 생명력처럼 나도 포기하지 않으면 생명이라는 뿌리가 있으니 당연히 좋아질 거란 의지로 마음을 다졌다. 숲길을 걷는 발걸음은 더 가벼워졌다.

숲길을 걸으며 문득 큰딸 어렸을 때 읽어주던 동화책이 생각났다.

셀 실버스타인의 『아낌없이 주는 나무』다. "모든 것을 줄 수 있어서 그래서 나무는 행복했습니다." 오래된 고목의 반이 비어도 봄마다 새잎이 돋아날 수 있는 것은 나무뿌리가 아낌없이 모든 것을 주었기 때문이 아닐까? 헛헛한 마음이 따뜻함으로 채워졌다.

제주에서의 여행은 자연 속에서 나를 많이 편안하게 해주었다. 일을 떠나 있었고 아무런 생각 없이 제주의 아름다움 속에 마음을 내려놓고 자연을 그대로 느끼는 힐링 시간이었다. 오랜만에 행복한 시간이 이런 거구나 싶었다. 그저 자연 속에 있기만 해도 좋고 위안이 된다는 것을 알게 된 삼 일간의 짧은 여행이었다.


나무를 보며 용기와 위안을 얻었다. 나무가 반은 썩어도 가지와 잎이 피어나는 것처럼 사람도 생존 본능이 있다. 원시 시대는 상대방을 만나면 1초 안에 아군인지 적인지를 파악하고 움직여야만 하는 초감각이 있었다 한다. 그래야 살 수 있기에 생존을 위한 본능에서 나오는 감각이었다. 현대 시대로 오면서 생활에 맞게 이 감각은 퇴화되었다. 그래도 사람에게는 지니고 태어난 생존 본능이 있다. 삶의 끝에는 죽음이 있지만 살고자 하는 욕망은 삶을 다하는 순간까지 있다.

사람이 끝까지 살고자 하는 욕망을 생각하면 병원에서 근무할 때가 생각난다. 암으로 투병하던 환자였는데 잊히지 않는 분이 있다. 사골동암으로 2년 가깝게 투병했고 급기야는 병원에서 가망이 없다고 하였다. 가족들은 환자에게 가망 없음을 차마 알릴 수 없었다. 본인이 좋아질 거라 여겼다. 매일 나빠지고 있고 객관적인 검사 결과도 안 좋아지고 있는데 환자 자신은 인정하려 하지 않았다. 사망하기 바로 전까지도 퇴원하면 무얼 해야 하고 어딜 가야 하고 입원해서 못 했던 것들을 한다고 했다. 사망 직전까지도 삶을 향한 본능은 놓을 수 없는 것이 보통 사람의 모습이다.

얼마 전 K동생으로부터 다급한 전화가 왔다. 언니가 그렇게 고생만 하다가 결국 돌아가셨다고 참 덧없다고 했다. 50대 초반인 언니는 대장암 수술 후 8개월째 병원 치료 중이었다. 코로나로 문병은 갈 수 없었지만 중간중간 언니의 치료 과정을 K로부터 듣고 있었다. 딸 둘을 홀로 키우며 학원을 운영하면서도 직업을 2개 이상 갖고 일을 했고 끊임없이 자격증 공부를 하였다. 20개나 되는 자격증을 갖고 있었다. 자신을 쉼 없이 몰아가는 삶을 살았던 것이다.

자신은 힘들어도 주변의 어려운 분께 도움과 기쁨을 주었던 밝은 언니라 했다. 수술 후 방사선 치료와 암이 전이되어 몸무게가 35kg까지 빠지고 병원에서는 더 이상의 방사선 치료를 할 수 없다고 했지만 언니는 끝까지 방사선 치료를 고집했고 더 이상 몸이 버티지 못하고 운명을 달리할 수밖에 없었던 것이다. 평소에 유난히 남보다 열심히 살아온 언니는 더 삶에 애착이 있었을 것이다. 안타까운 마음이 들었다.

극한 상황이 되었을 때 그 상황을 그대로 받아들이는 것은 쉽지 않다. 나도 마찬가지였다. 어른들은 살고 죽는 것이 아니면 지나고 나면 아무 일도 아니라고 말한다. 그러나 살면서 예상하지 않던 공황장애가 처음 시작되었을 때 나의 상황이 받아들여지지 않았다. 마음이 비워지지 않고 나의 상황을 있는 그대로 보기가 싫어서 마음을 닫고 있었다. 마음은 점점 더 시리고 간신히 일을 마치고 집으로 향하는 날은 헛헛함이 더했다. 남의 눈으로 보는 내가 아니고 내 눈에 보이는 내가 너무 불쌍했다.

삶과 죽음의 극한 상황은 아니어도 나는 매일이 나로서는 극한 상황이었다. 놓아야 할 것은 놓고 받아들여야 할 것은 받아들이는 상황들의 연속인 것이다. 하루를 보내며 일과 일상생활에서도 두 가지를 해야 한다면 둘 중 하나는 줄여서 해야만 했다. 어떤 날은 아무것도 할 수 없는 날도 있었다. 있는 그대로의 나를 받아들이는 것도 조금씩 가슴속에 쌓인 에너지가 풀리어 가면서 몸의 컨디션이 좋아지면서이다. 나의 예전 같지 않은 상황들을 그대로 받아들이고 상황들을 정면으로 대할 때 다시금 용기를 낼 수 있었던 것이다.


지금 현재 살아 있고 바로 내일 어떤 일이 있을지는 몰라도 현재 숲길을 걷고 있음에 감사하자. 자연 속에서 걷고 있음에 감사하자. 혼자가 아니고 같이 걷는 동생이 있음에 감사하자. 공황장애로 아픈 것에 집중하지 말고 내가 가지고 있는 것을 보며 크게 생각하자. 나는 지금 삶과 죽

음의 극한 상황이 아니다. 다시금 마음의 여유를 갖는 감사한 시간이었
다.

빨리 공황장애가 생기기 전 나의 본래 모습을 찾아야 한다는 것에 마
음의 여유가 없었다. 아니 일상생활도 일도 제대로 할 수가 없어서 마음
이 바빴던 것이다. 나의 현재를 제대로 볼 수도 없었다. 그러다 보니 감
사한 것이 많은 것도 잊고 지냈었다.

공황장애가 갑자기 왔어도 극복할 수 있는 희망이 있다는 것, 애들이
현재 상황에 잘 적응하고 착하게 크고 있는 것, 나를 아껴주는 가족과 친
구들이 있는 것, 일을 조절해가면서 할 수 있다는 것, 여직원이 일을 도
와주고 있다는 것, 공황장애로 선도 수련을 만나 할 수 있다는 것, 무엇
보다 나 자신을 돌아보는 시간을 갖게 된 것 등등 나에게는 감사해야 할
것들이 많다.

제주여행 이후에 한동안 잊고 있던 감사노트를 쓰기 시작했다. 감사노
트를 쓰다 보면 나의 에너지가 나아질수록 감사할 것이 점점 많아진다.
하나의 감사가 2개가 되고, 2개가 3개의 감사가 되고, 3개의 감사가 10개
가 되고, 생각나는 대로 무조건 감사의 목록을 적다 보면 내가 지금 의식
을 갖고 살아 있다는 것만으로도 감사가 되고 행복이 된다는 것을 경험
할 수 있다.

수련일지와 감사일지를 쓴 것도 공황장애를 극복하는 데 많은 도움이
되었다.

사려니 숲길에서 만난 나무는 나에게 위로가 되었다. 지금도 가끔 나무를 생각하며 위로를 받는다. 또한 힘들어도 희망을 잃지 않게 한다. 나무의 생명력처럼 나도 공황장애를 극복하고 괜찮아질 수 있다는 희망이 솟아난다. 나무 못지않게 사람의 생명력도 대단한 것이다. 의지와 선택으로 아무리 힘든 상황도 바꿔나가는 것이 나의 삶이기도 하고, 우리들의 삶이기도 하다.

모든 것을 다 주고 바람 없이 내려놓을 때 다음이 기다리고 있음을 나무는 말해주고 있었다.

# 다른 관점에서 바라본 공황장애

삐끗, 풀썩, 탁! 아이고.

나는 오늘도 지하 주차장에 차를 찾아가면서 넘어졌다. 몸의 균형이 맞지 않아 자주 발을 삐끗하고 넘어진다. 어림잡아 일주일에 네 번 이상은 발을 삐끗했었다. 차에 구두를 두고 꼭 필요할 때와 중요한 미팅 때만 정장을 입고 구두를 신었고 보통은 운동화를 신고 다녔다. 그런데도 가방을 들고 서두른다 싶으면 발을 자주 삐끗하면서 넘어졌다. 그래도 지하주차장에서 혼자 넘어져 다행이지 어떨 때는 길을 가다가 삐끗하면서 넘어져 길 가던 사람들의 도움을 받은 적도 있다. 넘어지면서 가방 속 물건이 사방으로 흩어졌고 길 가던 분들은 놀라 나에게로 뛰어와 부축하며 괜찮냐고 한 것이다. 좀 미안했고 창피하기도 했다. 나는 수련을 하며 아침저녁으로 발목 운동을 꾸준히 해서 크게 다치지 않았지만 자주 넘어져 엄지발가락에 힘을 주고 걸었다. 몸의 균형을 찾아가는 과정에서 겪었던 일이다. 넘어진 날은 차 안에서 혼자 웃었다. "어쨌든 많이 좋아지고 있어." 스스로 나 자신을 격려하곤 했다. 삐끗해도 발을 심하게 다친 적이 없어 웃을 수 있었던 것이다.

공황장애를 병원이나 약에 의존하지 않고 내가 할 수 있는 범위 내에서 일도 하고, 수련도 하면서 지나는 과정에 있던 일이다. 공황을 아프다고 생각한 순간부터 스스로 그렇게 정한 것이다. 그러니 공황은 잠시 인생길에 왔다 가는 손님 정도로 생각하는 것이 아니고 스스로 정해 놓은 틀에 맞춰 아프다고 생각하니 치료의 출발을 아프다고 병원에 가야 하는 것으로 정한 것이다. 어떻게 보느냐에 따라 치료의 시작이 다르다.

나는 공황이 왔다는 것은 우리 몸이 나에게 신호를 보내는 것이라 여긴다. 스스로 자신을 보호하라는 신호다. 지금은 주변보다 나를 더 챙겨야 하는 시간이다. 나를 진지하게 바라봐야 할 시간인 것이다.

대부분 사람들은 노이로제나 공황장애, 질병 등 어쩔 수 없이 생기는 것에 대해 정상이 아니라고 받아들인다. 그것은 두려움 때문인 것이다. 회복할 수 없다는 두려움 때문에 정상이 아니라 생각하는 것이다. 이런 두려움이 더 회복을 힘들게 한다. 우리는 무엇이 정상인가에 대해 생각을 바꿀 필요가 있다.

공황장애가 처음 시작되었을 때 가까운 친구들도 과연 회복할 수 있을까 하고 나를 걱정했다. 나 또한 한편으론 걱정되었다. 하지만 나는 처음부터 공황장애로 접근을 달리했다. 내가 아프다고 생각한 것이 아니라 지금은 나를 좀 더 챙겨야 하는 시간으로 가볍게 생각하며 나아지는 방법을 찾았다. 물론 이렇게 마음먹는 것은 쉽지 않은 상황이었다. 또한 절대 가볍지 않고 심각했다. 의지대로 되지 않고 바닥에 자꾸 쓰러져 그때 나타나는 증상은 받아들이기 힘든 것이었다. 처음엔 여러 가지 힘들고 안 좋다 보니 실낱같은 희망만 있었다. 그런데 시간이 지나면서 마음 깊은 곳에 나에 대한 믿음이 자라나기 시작했다. 나만이 아는 나를 향한 믿음이었다. "모든 것이 지나고 웃을 수 있는 날이 반드시 올 거야." 괜찮아질 거라는 분명한 믿음이 있었다.

주변에 공황으로 힘들어하는 분들을 본다. 나아질 수 있다는 분명한 믿음을 꼭 가지라고 말해주고 싶다. 자신의 몸이 자가 치료를 얼마나 잘하는지를 안다면 공황장애를 한낱 나아질 거란 희망만 품을 것이 아니라, 나는 이미 자가 치료 중이고 분명히 나아질 수 있다는 믿음을 가지면 회복할 수 있다는 것이다. 괜찮아질 거란 마음의 확신이 공황장애를 극복하게 해주었다. 믿음이 없이는 완전한 회복은 어렵다.

디팩 초프라의 『마음의 기적』에서 공감 가는 이야기가 있다. 불안전한 협심증으로 고통받는 환자가 있었다. 서둘러 수술을 받지 않으면 치명적인 심장발작을 일으킬 수 있었다. 병원에서는 최고의 박사가 수술 스케줄을 잡고 있었는데 환자는 이유 없이 담당 박사가 싫다는 것이었다. 그러면서 수술을 안 하겠다고 고집을 부렸다. 그가 하는 스텐트삽입술은 사망률이 1%도 안 되는 비교적 어렵지 않은 수술이었다. 담당 박사는 환자에게 잘해주었고, 실력이 뛰어난 의사라 정치 지도자나 유명한 배우들도 수술을 받으러 박사를 찾는다. 환자는 단지 수술 담당 박사를 개인적으로 싫어한다고 하며 수술을 안 하겠다고 했다. 부인과 주변 의료진의 설득으로 환자는 수술실로 향할 수밖에 없었다. 그런데 수술 도중에 희귀한 합병증이 나타났고 최선을 다해 심폐소생술을 했지만 결국 환자는 숨을 거두었다. 환자는 의사를 이유 없이 믿지 못했다. 이렇게 믿음이 없다는 건 의외의 결과로 나타난 것이다. 이런 경우는 극단적인 예일 수도 있지만 우리는 자신이 나아질 수 있다는 믿음을 갖는 것이 질병 치료에 있어 얼마나 소중한 출발인지를 알 수 있다.

병원에서는 꼭 필요한 경우 플라시보 효과를 보는 가짜 약을 환자에게 주기도 한다. 가짜 약만 먹고 낫는다는 믿음을 갖은 환자는 실제로 치료 효과를 보기도 한다. 그런데 확실한 믿음의 결과를 얻으려면 자신의 몸이 믿음을 따라야 한다. 몸과 마음이 같이 바뀌어야 한다. 몸 수련과 명상 수련을 통해 알게 된 진실이다. 마음을 먹고 의지를 내고 주변의 모든 사람들이 도와주고 있어도 나의 몸이 충만한 에너지를 가지고 있지 않으면 다시 원래대로 돌아온다. 몸의 에너지를 활용하는 것을 아는 것도 중요하다. 그래야 어떤 상황이 오더라도 바뀌지 않는다.

자기 자신을 향한 믿음과 스스로 자기 자신을 인정해주는 마음도 있어야 한다. 공황장애를 지혜롭게 극복하려면 자신의 불편한 진실까지 사랑하고 품어줄 수 있어야 한다는 것이다. 불편한 진실이라고 표현한 것은 나 자신을 보니 내가 싫어질 정도로 싫은 점이 있었다. 보통 직장 생활을 그대로 했을 때는 자신을 볼 수 없었지만 공황장애로 극복의 시간을 보내면서 처절할 정도로 나의 모습이 들어왔을 때 알게 된 나만이 아는 나의 모습이었다. 자기 자신을 사랑한다는 것은 자신을 있는 그대로 보는 것이다. 자기 자신을 있는 그대로 보는 시선은 갓 태어난 아기를 보는 엄마의 무한한 사랑의 시선이다. 아기를 대하는 엄마의 시선은 모든 것이 사랑스럽고 모든 것을 수용하는 시선이다. 있는 그대로 모든 것을 수용하는 것은 도저히 사랑할 수도 없는 나의 모습까지도 사랑하는 것이다.

자신을 이렇게 모든 것을 수용할 수 있는 아기를 보는 엄마의 시선으로 바라볼 줄 안다면 세상의 모든 사람을 본래의 모습으로 사랑스럽고, 고귀한 존재로 볼 수 있는 게 아닐까?

어릴 적 엄마의 따뜻한 사랑처럼 지금 나를 따뜻하게 받아들이고 사랑하는 것이다. 공황장애가 있는 그 상태를 있는 그대로 받아들이는 것이다. 나를 먼저 사랑해야 다른 사람도 사랑할 수 있다는 평범한 진리를 가슴에 새기고 공황장애를 극복하는 것이다.

살아가면서 공황장애를 만난 것은 삶이라는 굴레 속에 살다가 다시금 나를 보라고 알려주는 신호로 여기는 것이다. 인생에 중요한 신호로 여길 수 있는 마음의 여유를 갖고 공황장애를 대하는 것이다.

나는 공황장애가 온 상황 자체를 받아들이기 싫었다. 내 인생에서 있을 수 없는 일이었다.

그런데 수련을 통해 에너지가 바뀌니 바르게 보기 시작한 것이다. 공황장애를 대하는 나의 태도와 마음이 바뀌기 전에 먼저 바뀌어야 할 것이 있다. 바로 몸의 에너지가 채워지고 달라져야 한다. 그러면 나의 태도와 마음도 자연스럽게 바뀌게 된다. 의지를 내거나 의식으로 하는 것이 아니다. 에너지가 달라지면 자연스럽게 나를 인정하고 자신을 있는 그대로 볼 수 있게 되는 것이다. 이럴 때 흔들리지 않는 진정 나를 향한 사랑과 믿음이 생긴다.

성경에 나오는 구절처럼 "구하라, 그러면 주실 것이요. 찾으라, 그러면 찾을 것이요. 문을 두드려라, 그러면 열릴 것이다."

믿음의 실제를 제일 잘 알려준 진리이다. 이 말의 뜻은 진심으로 믿으면 믿는 대로 되어진다는 뜻이다. 이 진리는 삶을 사는 우리들에게 다양하게 적용되고 실제로 나타난다. 공황장애도 마찬가지다. 공황장애라는 신호를 보낸 나의 몸과 마음을 믿고 좀 더 열린 마음으로 공황장애를 대하다 보면 하나씩 회복할 수 있는 답을 찾을 수 있다. 나를 향한 열린 마음과 나을 수 있다는 믿음의 관점으로 공황장애를 대하면 완치할 수 있다. 나의 몸의 에너지가 회복되기까지는 시간이 필요하다. 그런데 무엇보다 공황장애가 있는 우리에게 필요한 것은 자신을 향한 믿음과 사랑이다.

# 공황, 삶에서 잠시 쉬어가라는 신호

요즘 현대인들은 어딘가에 빠져서 살고 있는 것처럼 보인다. 정신없이 빠르게 돌아가는 생활에 묻혀 자신이 무엇을 위해 살아가는지도 모를 때가 있다. 나 또한 공황장애가 생기기 전 3년간은 뭘 했냐 물어보면 "돈을 벌려고 일했다."라는 대답밖에 할 말이 없다.

물론 좋은 고객을 만나고 영업에 대해 배우기도 했다. 하지만 성공과 명예를 위해 모든 시간과 정열을 바친 것도 아니고 돈을 벌기 위해 일하니 어느 순간 지치고 있었다. 너무 바빠서 아플 시간이 없었다. 아니 아파도 무시하거나 병원 가는 걸 미루고 있었다. 그러다 난소에 물혹을 키워 물혹 제거 수술을 받기도 했다.

어떤 리서치에서 자기 일에 행복을 느끼며 열심히 일하는 사람보다 자기 직업과 일에 만족하지 못하는 사람이 심각한 질병에 걸릴 확률이 많다는 기사를 본 적이 있다. 너무 바쁜 것 자체가 무거운 멍에처럼 나를 눌렀다. 그러니 당연히 지쳤던 것이다. 공황장애로 아무것도 할 수 없었을 때 나는 느꼈다. 앞만 보고 더 달렸으면 분명히 크게 넘어졌을 거라고…. 크게 아팠을 거다. 암에 걸렸을지도 모른다.

공황장애가 생겨 선택의 여지 없이 바쁜 일상을 멈춘 것이 나를 살린 것이다.


여동생은 내가 입원했다는 소식을 듣고 가슴 아파했다. 내가 입원 중에는 애들도 챙겨주고 애를 많이 썼다. 고마운 마음에 평소에 아이라이너를 잘 못 그리던 것이 생각나 번지지 않는 아이라이너를 추천해주고 싶었다. 나는 퇴원 후 얼마 안 되어 사람들이 많이 있거나 물건이 많이 쌓여 있는 곳은 못 갈 때였지만, 그래도 동생이 고마워 답례 차 백화점에 갔다. 평소는 애들이 장을 보고 있어 무언가를 사러 가는 것은 용기가 필요했다.

오랜만에 백화점 지하에 주차하고 잠시 내가 갈 동선을 확인했다. 이렇게 확실하게 하지 않으면 헤매기 시작하고 힘들어진다. 1층 화장품 매장에 가서 필요한 것을 말하고 빨리 나와야 한다는 그림을 그리고 엘리

베이터를 탔다. 엘리베이터에는 사람이 꽉 찼다. 일부러 오전에 일찍 왔는데도 사람들이 많았다. 내가 찾는 브랜드를 물어서 빠르게 가서 아이라이너를 달라고 하면서 빨리 계산을 해달라 했다. 계산을 기다리는 나는 초조해지기 시작했다. 걸음이 안 걸어지고 백화점의 가득한 물건과 사람들이 압박감으로 확 왔다. 이상 증상들이 나타나기 시작한 것이다. 나는 급하게 계산된 카드를 "빨리 주세요. 빨리요." 힘들게 말했다. 백화점 여직원은 의아한 눈빛으로 나를 보았다. 간신히 손과 발에 힘을 주고 지탱하며 주차장으로 내려왔다. "아! 아직은 물건을 사러 오는 게 힘들구나." 백화점 여직원은 정상으로 보이는 내가 안절부절못해 이상했을 것이다. 차에서 한참을 쉬다가 집으로 왔다. 아직은 힘들다고 생각되는 것은 하지 말아야겠다는 생각이 들었다.

공황장애로 인한 이런 상황은 직접 경험해보지 않으면 이해가 안 될 상황이다. 가끔 애들이 나를 이상하게 볼 때가 있었는데 이해가 된다. 겉으로 보기엔 괜찮아 보였을 테니까 헷갈렸을 것이다. 그러니 남몰래 공황을 극복하고 있는 분들은 많이 힘들 것이다. 나는 2년 가까이 쇼핑을 하지 않았다. 애들이 내가 적어준 목록대로 물건을 사다 주었다.

지금은 무언가를 하지 않는 것이 공황장애를 극복하는 길이다.

회사 컨설팅을 하다 보면 사업체를 이끄는 대표를 많이 만난다. 한 회사를 10년 이상 관리하다 보면 회사의 성장 과정을 볼 수 있다. 업체 대표들의 일하는 방식도 다 다르다. S업체의 대표는 10년 전이나 지금이나 여전히 바쁘게 일을 하여 회사를 성장시켰다. 하지만 정작 본인은 스트레스로 인해 갑상선암 진단을 받고 우울하다고 했다. 모든 것이 포화 상태인 기분이 들고 더 이상 있다가는 폭발할 것 같은 느낌이 있어도 쉴 수 없었다고 하셨다. 회사 방문할 때마다 쫓기는 듯 시간을 쪼개어 살아오신 모습을 보아왔다. 주변의 조언으로 하는 수 없이 일을 친척에게 맡기고 투병의 시간을 보내며 시골에서 6개월 이상 쉬었다.

그리고 회사로 돌아오셨을 때는 오히려 여유로워 보였고 예전보다 훨씬 활력 있어 보였다. 예전보다 좋아 보인다는 말에 대표는 시골에서 쉬며 가볍게 등산도 하고 시간 날 때 낚시도 했더니 마음의 여유도 생겨 산도 보이고 자신도 보였다고 하시며 빙그레 웃으셨다. 너무 쫓기듯 살아온 것이 후회스러웠고 이제는 자신을 돌아보며 일도 적당히 하기로 했다고 하셨다. 얼마 더 벌려고 악착같이 살았지만 아파보니 다 부질없었구나 싶었고 이제는 쉬어가며 일할 거라 하셨다. 할 수 없이 일을 멈추고 시골로 갔던 것이 오히려 자신을 살리는 계기가 된 것이다. 이런 계기로 일을 쉬어가며 잘하셔서 회사는 더 성장하였다. 쉴 줄 아는 사람이 일도 더 잘한다는 어른들의 말이 맞는가 보다. 걸음을 멈추고 하늘을 볼 수 있는 여유가 있어야 한다.

현대를 살아가는 사람들은 바쁘다. 회사 일에, 승진하기 위해, 집을 넓혀 가기 위해, 자녀들의 질 좋은 교육을 위해, 사업체를 늘리기 위해 바쁘다. 치열한 경쟁 사회가 쉴 수 없게 만든다. 긴장된 생활 속에 웃음은 사라지고 자신을 바쁘게 몰아가는 걸 멈추지 못한다. 좀 더 여유를 가져야 하고 쉬어야 하는 것을 알지만 끊임없는 쳇바퀴처럼 헤어 나오지 못한다. S업체 대표님도 그랬고 나도 그랬다. 그러나 많이 아프거나 나와 같이 공황장애로 일상이 힘들어졌을 때 비로소 멈춤을 할 수 있다. S업체 대표님 회사는 대표님의 어쩔 수 없는 휴식의 시간에 오히려 새로운 아이디어를 내어 매출이 늘었고 승승장구(乘勝長驅)한다. 쉼이 도약의 계기가 된 셈이다.

얼마 전 고객의 개업식에 보낼 꽃을 주문했다. 막상 개업 장소에 가보니 축하 화환이 안 보였다. 여고 동창 꽃집에 주문했던 터라 동창한테 전화했다. "여보세요?" 낯선 남자 목소리가 들렸다. "Y동창 전화기 아닌가요?" "맞는데요. 저는 남동생이에요." 그 곳은 병원이고 Y동창은 지금 수술 중이라고 했다. 아니 아침에 통화했는데….

급하게 개업식에 가야 할 일정이 생겨 오늘 아침에 Y에게 전화하니 마침 꽃 시장이니 개업식에 꽃을 보낼 수 있다 했다. 컨디션은 괜찮은지 물었다. 지난번보다 머리는 안 아프고 가까운 병원 가서 약 먹으니 나아졌다 했다. 나는 Y동창과 요사이 여러 번 통화했었다. 예전에 대학병원 근무했다는 것을 아는 친구는 요즘 머리가 가끔씩 아프고 어떨 때는 어지럽다 했다. 나는 무리하지 말고 큰 병원 가서 머리 정밀검사를 꼭 하라 했다. 그런데 동창은 결혼식 행사 등 바쁘게 일을 하고 있었다. 동네 의원에 가서 머리 아픈 약만 먹은 것이다. 꽃 시장에 있던 날도 이상하게 다리가 저린다 해서 얼른 병원 먼저 가고 일을 보라 했는데….

꽃시장을 다녀오자마자 가게 앞에서 쓰러진 것이다. 수술은 머리에 출혈 제거를 했지만 가망이 없다 했다. 의식 없이 6개월간의 투병 후 운명을 달리했다. 참 마음이 아팠다. 평소에 가족을 챙기느라 끊임없이 바쁜 모습만 보았었다.

그렇게 몸은 어지럽고 머리도 아프고 다리도 저리면서 '나를 봐주세요' 표현했지만, Y동창은 무시했던 것이다.


꽃을 정말 사랑하는 친구다. Y동창 꽃집 꽃들은 다른 집 꽃과는 달랐다. 색깔도 다르고 장미도 같은 장미가 아니었다. 고객의 생일이나 개업식 때 꽃을 보내면 너무 예쁘다고 감탄했다. 주는 사람도 기쁘고 받는 분도 꽃이 특별하다고 감탄하니 나도 덩달아 기뻤다. 가끔 동창 꽃집에 들리면 본인이 꽃꽂이를 하면서 꽃이 예쁘다고 감탄했다. "은희야! 정말 예쁘지 않니? 난 꽃이 너무 좋아." 꽃꽂이 하는 모습만 보아도 입가에 미소가 저절로 지어졌다. Y동창은 꽃을 진심으로 사랑하는 플로리스트 (Florist)였다. 그런 예쁜 모습을 이제는 볼 수 없다.

꽃이 아무리 좋아도, 짊어진 어깨가 무거워도 어찌 자신의 목숨보다 소중할까? Y동창이 조금이라도 몸이 보내는 신호에 관심을 두었다면 이런 불상사는 없었을 텐데….

나는 최대한 복잡하지 않게 생활하려고 했다. 공황장애가 생기면서 나의 생활은 단조로울 수밖에 없었다. 어쩔 수 없는 단조로움이 나를 살리기 시작했다. 공황장애로 인해 할 수 없이 생활의 리듬이 바뀔 수밖에 없었다. 하루의 생활 중에 일도 선택해서 한 가지만 했다. 하나도 버겁다고 느껴질 땐 쉬어주는 걸 우선으로 했다. 집에 있는 날은 아침저녁 수련할 때 배운 것을 30분이라도 실천했다.

몸이 신호를 보낼 때는 밖으로 향해 있던 모든 것에 멈춤이 필요하다. 나에게 집중하며 조금은 열린 마음으로 무심히 나를 보아주어야 한다.

이것이 다음을 기약하는 삶의 지혜다.

# 06

# 내가 바라본 내 모습과 다른 사람이 본 내 모습

"뭐라고? 못 온다고?"

"응. 도저히 안 되겠어. 지금은 그냥 있는 게 나를 도와주는 거야. 미안해. 좋은 시간 보내고 사진 보내줘. 대리만족하고 있을게."

대학 친구 4인방이 내가 아프다고 하니 집 가까운 곳에 숙소를 정했다. 1박을 하며 얘기하는 시간을 갖기로 했지만 2km 이내 가는 것도 못 가게 된 것이다. 멀리 원주에서 서울까지 와준 친구도 있었는데 나갈 수 없었다. 이날 친구들은 이해가 안 되었을 것이다.

이때는 일주일 중 3일 정도 일을 간신히 하고 있었고, 주말은 거의 집에서 누워 쉬거나 책을 봤다. 주말에 쉬지 못하면 주중에 일을 하지 못할 정도로 에너지가 딸리고 힘든 시기였다. 편안히 나를 배려하는 친구들인데도 도저히 외출을 할 수 없었다. 이때는 말하는 것조차 힘든 시기였다. 보고 싶은 친구들을 코앞에서 못 보게 된 것이다. 침울한 기분으로 침대에 베개를 기대고 앉아 친구들의 사진을 기다렸다.

친한 친구들과의 대화도 힘들어 가는 길에 집에 오라고도 말하지 못했다. 시간이 지나 K친구는 나와 통화했던 얘기를 하는데…. 예를 들면 "나는 학교에 가서 공부했어."라고 말해야 하는데 나는 이렇게 말하고 있었다. 친구에게 들리는 내 말은 '학교가, 공부' 정도만 들려 내말을 듣고 생각해본 다음 어림잡아 "은희야, 학교 가서 공부했다고?" 다시 되받아 확인해야 대화가 되었다. 말의 시작과 끝이 들리지 않았다 한다. 나는 애써서 말을 하는데도 말이다.


친구들의 모임에 한동안 참석할 수 없었다. 어쩌다 모임에 갈 때면 친구들 집안 얘기와 사건, 사고 이야기를 듣고만 있었다. 거의 말을 하지 않고 말이다. 친구들을 만나는 것조차 스트레스로 올 때도 있었다. 남편과 시댁 식구 흉보는 이야기와 애들 이야기를 듣고 있는데 공감이 되기보다는 낯선 곳에서 낯선 사람의 이야기를 듣는 것같이 공감이 되질 않았다. 공황장애가 있을 때는 공감 능력도 저하된다. 나를 지탱하기도 힘겨운 에너지 상태였기 때문이다.

공황장애가 좀 나아질 때 친구는 내가 말을 하기 시작했다며 많이 기뻐했다. M친구는 나와 같은 상황이면 자기는 주저앉고 회복하지 못했을 거라 하며 기특하게 생각한다. 나를 오뚝이 같다고 표현했다. 공황장애를 극복하는 나의 상황이 어떤 상황이든 친구들과 있는 시간은 그저 맘이 편했다. 그만큼 친구들이 나를 배려하는 에너지가 내게 전해와 편안했던 것이다.

다른 사람들이 나를 보는 모습과 내가 나를 느끼는 모습은 많이 달랐다. 집에서 애들도 엄마는 괜찮은 것 같은데 왜 힘들어하는 거지? 하며 의아한 표정으로 나를 보기도 했다. 공황장애를 겪는 사람들 대부분 스스로 느끼는 아픔과 다른 사람들이 보는 시선에 차이가 많이 나 외출하거나 일할 때 심적으로 부담을 느끼기도 한다. 가족이나 친구 가까운 사람으로 신뢰할 수 있는 분께 본인의 상태를 그대로 나눌 수 있는 것은 공황장애를 이겨나가는 데 큰 힘이 된다.

나의 몸 상태는 표현하기 어려운 상태였다. 공황장애가 시작된 초기에는 머리도 부어 있었고 얼굴도 부어 있어 오랜만에 나를 본 사람들은 평소엔 마른 편인데 오히려 살이 쪄서 좋아 보인다 했었다. 나는 말하기조차 힘들어 고객과의 통화도 간단하게 하려 했다. 잠깐의 통화 후에는 진땀까지 났다.

고객과의 약속이 있는 날은 평소보다 두 배 이상 준비 시간이 걸렸다. 컴퓨터 앞에는 앉아 있을 수도 없었다. 평소에 능숙하게 하던 일도 버거 웠다. 여직원의 도움으로 서류를 준비하여 고객을 만났다. 미팅 30분 전에 도착해서 차에서 쉬면서 미팅 정리를 한 번 더 체크해야만 했다. 미팅이 끝나면 또 30분 이상 쉰 다음에서야 집에 올 수 있었다. 에너지가 부족해서 힘겹게 일을 해나가는 일상의 시간이었다.

가끔 관심을 두고 나를 본 고객은 어디 아프냐고 묻곤 했다. 아픈 티를 안 내려고 노력을 해도 티가 났나 보다. 말을 최대한 적게 해야 해서 미팅을 짧게 하려고 부단히 애를 썼다. 그래도 운전을 할 수 있는 것만으로도 감사하게 여기며 일을 했다. 이때는 대중교통이나 사람들이 많은 장소에 가면 숨쉬기도 힘들고 걸음이 멈춰지기도 했기에 운전할 수 있다는 것만으로도 감사했다. 외출할 때마다 차에게 고마워 마음 인사를 했다.


운전은 내비게이션을 많이 의지했다. 공황이 오기 전에도 길치라 내비게이션 없이는 길을 찾아 다니지 못했는데 공황이 오니 출발부터 주소가 확실하지 않으면 많은 심적 갈등이 생겨 운전하면서도 불안했다. 한번은 송파대로 8차선 중 2번째 차선에서 운전 중이었다. 갑자기 내비게이션이 목적지를 못 찾고 다시 찾아가는 과정에서 난 직진을 해야 할지 좌회전이든 우회전이든 방향이 정해져야 하는데 내비게이션이 갑자기 멈췄다.

순간 가야 할 목적지를 잃으며 혼란이 확 밀려왔다.

그 넓은 찻길에서 갑자기 차를 세울 수밖에 없었다. 순간 혼란스럽고 아무것도 할 수 없는 상태가 된 것이다. 얼떨결에 비상등을 켜고 안절부절못하고 있었다. 가던 길을 갑자기 멈추고 있으니 뒷 차에 계신 분이 오셔서 힘들어하는 나를 보고는 놀라며 대신 운전하여 차도 옆길로 인도해 주었다. 한참을 차에서 놀란 가슴을 가라앉히고 약속도 다음으로 미루고 집으로 향한 적도 있었다. 뒷 차량 택시기사가 능숙하게 운전을 하는 분이어서 다행이지 자칫하면 큰 사고로 이어질 뻔했다. 이때부터 에너지가 조절이 안 되는 날은 운전을 삼가해야만 했다.

직장 생활도 하고 건강해져야 하는 숙제를 안고 고심하던 중에 지인의 소개로 선도 수련을 만났다. 선도 수련을 한 도선님만이 나의 상태를 제대로 보고 있었다. 다섯 군데가 꽉 막혀 있고 상체의 에너지는 거의 없고 그래도 하체는 타고날 때부터 튼튼하다고 했다. 하체를 단련하여 상체 에너지를 찾는 수련을 하면 된다 하셨다. 나를 처음 보는 사람은 아무도 내가 공황장애로 아프다는 걸 모른다. 나의 에너지 상태를 제대로 봐준 분이었다. 지푸라기라도 잡는 심정으로 일주일에 한 번씩은 꼭 참여했다. 일을 마치고 가는 날은 너무 지쳐 있어 다른 사람들이 하는 것을 누워서 구경만 한 적도 많았다. 언젠가는 제대로 수련하는 날이 오겠지 하고 소망하면서….

선도 수련은 옛 선조들이 일상에서 쉽게 해오던 것이었다. 시간이 지나면서 산속에서 홀로 하다가 동작을 알려주는 글자가 몇 개만 남아 있던 것을 보강해 도선님께서 동작을 삶 속에서 할 수 있게 만들었다. 인도의 요가나 중국의 기공과는 다르다. 선도 수련과의 인연이 어느덧 6년이 넘어가고 있다. 공황장애를 극복하는 과정에서 많은 도움이 되었다. 지금은 공황장애가 생기기 전보다 더 건강해졌다. 중간중간 선도 수련을 어떻게 했는지 소개할 것이다.

공황장애를 겪는 많은 분들이 각자 정도의 차이는 있지만, 가족이나 친구들 직장 동료가 보기에는 공황장애가 있는 건지 컨디션이 안 좋은 건지 구분이 안 된다. 그러다 보니 사소한 오해가 생기기도 한다. 본인만 느껴지는 아픔이나 두려움을 남모르게 이겨나가는 것도 공황장애를 겪는 사람들의 이중 고통이기도 하다. 가까운 사람들의 작은 관심과 배려가 큰 위안이 된다.

공황장애를 겪는 사람들의 대부분이 '일상생활도 무리 없게 하고 직장에서 일을 잘할 수 있을까?'에 대한 두려움이 항상 있다. 특히 고객을 만나거나 외출했을 때 겉으로 보기에는 아프다고 보지 않아 굳이 아프다고 말하고 싶지 않았다. 대부분 공황장애를 겪는 분들이 그럴 것이다. 그러나 가족과 친구, 부담 없는 지인에게는 나를 그대로 표현하고 나의 상태를 말하는 것이 심리적인 면에선 도움이 된다.

나는 의식 한 가닥만 남아서 어쩔 수 없이 많은 것들을 놓을 수밖에 없었다. 그러다 보니 나의 상황에 맞게 하루의 시간들을 맞추어나가는 수밖에 없었다. 공황장애를 이겨나가는 과정에서 약을 먹거나, 공황장애 관련 책을 보지 않았다. 오히려 마음과 의식에 관련된 책을 보았다. 공황장애 관련 증상들이 글로 표현된 걸 보면 막상 내가 겪는 아픔이나 느낌하고는 달랐다. 내가 바라본 내 모습과 다른 사람들이 본 내 모습은 차이가 많았던 것이다. 자기 자신만이 증상과 상황을 제일 잘 알고 있다. 결국 나에게 맞게 하나씩 답을 찾는 것이 가장 좋은 해결 방식이라고 말하고 싶다.

요즘 현대인들은 직장 내에서 공황장애를 겪는 분들이 많다. 어떤 이유에서 공황이 생겼든지 직장생활이나 일상에서 자신의 상태를 그대로 인정하고 가볍게 생각하는 것이 공황장애를 극복하고 일에 대한 두려움으로부터 좀 더 편안해질 수 있다.


나의 상태를 그대로 받아들이자! 가볍게!

# 07

# 공황장애, 나를 사랑하라는 시작이다

지금까지 살아오면서 내가 결정한 것 중에 최고의 선택은 수련을 시작한 것이다. 수련하는 사람들은 부처님이나 예수님처럼 깨달은 영성가만 하는 것으로 알고 있었다. 수련이라는 말 때문에 특별하게 여겼었다. 내가 시작한 수련은 일상생활에서 쉽게 할 수 있는 것이다. 자신의 일과 속에서 언제든지 손쉽게 할 수 있어 습관으로 가져가면 좋은 것이다. 어떻게 보면 평생을 할 수 있다.

나이가 들어도 장소에 제한 없이 할 수 있는 것이다. 서서 할 수도 있고, 걸으면서도 가볍게 할 수 있고, 앉아서도, 누워서도 할 수 있다. 동작을 움직이면서 할 수 있고 움직이지 않고도 할 수 있다.

운동은 자신의 취향에 맞게 할 수 있다. 나는 예전에 헬스와 요가를 배웠다. 헬스는 트레이너에게 개인 레슨을 받았는데 실내에서 하는 것이라 답답하고 지루해서 길게는 못 했다. 요가는 30대에 1년 반을 꾸준히 한 적이 있다. 요가를 할 때는 몸이 유연했었다. 나의 경험으로 볼 때 헬스는 근육을 단련하여 태워서 만드는 것이고, 그러다 보니 운동을 안 하면 근육은 작아진다. 요가를 하는 동안은 근육이 부드럽고 유연한데 꾸준히 안 하면 유연함을 유지할 수 없다.

공황장애가 생기고 회복하기 위해 일주일에 한 번씩 수련을 하러 갔다. 나는 일주일에 한 번 참석하는 수련도 일을 마치고 나서 하는지라 많이 지친 상태였다. 막상 도착해서는 다른 분들이 하는 것을 구석에 누워서 볼 수밖에 없었다. 누워서라도 수련 동작을 보는 것으로 만족할 수밖에 없었다. 하고 싶어도 할 수 없는 내 심정은 참담했다. 머리에 압이 올랐고 메슥거리기도 해서 동작을 따라 할 수 없었다. 처음에는 다른 분들이 하는 동작이라도 익히기 위해 참석했다. 그래도 수련이라도 해야 했기에 빠지지 않고 갔다. 가서 누워만 있어도 위로가 되기도 했다. 이렇게 수련 처음 시작은 쉽지 않았다. 그동안 바쁘게 살다가 몸과 마음과 의식을 같이 수련하는 것은 처음 해보는 것이다. 의식 관련해서는 책을 통해 보기도 했고 지인을 통해 좋은 책들을 보고 있었다. 그런데 몸을 수련하는 건 처음이다.

1년 동안은 수련을 제대로 한다기보다 이완하기를 배우러 참석한 거나 마찬가지였다. 목 뒤와 등, 어깨가 많이 굳어 있어 동작을 하더라도 나는 똑바로 하고 있다고 생각하며 했지만 거울에 비친 내 모습은 웃음이 나올 정도였다.

어렸을 때 한탄강에서 여름에는 수영을 했고 겨울은 오빠를 따라 스케이트를 탔다. 여름에는 한탄강에서 수영하는 것을 좋아해서 엄마가 장에 가시며 집을 보고 있어라 해도 그사이 틈을 내어 한탄강에 가서 수영을 했었다. 겨울에는 서울 친척이 보내준 내 발보다 큰 중고 스케이트를 탔다. 발 크기를 맞추느라 스케이트에 양말을 넣어 발 크기를 맞추어 탔었다. 철원의 추운 겨울이 추운지도 모르고 즐겁게 지냈던 추억이 있다.

큰딸 초등학교 시절 인라인 스케이트가 우리나라에 들어와 붐을 일으킬 때 가족이 다 같이 배운 적이 있었다. 레슨 선생님은 엄마가 제일 잘한다고 웃으셨다. 인라인의 브레이크를 젤 먼저 제거하고 시속 30km로 인라인을 탔었다. 어느 정도 운동신경이 있다고 자부했었다. 그런데 지금은 쉬운 작은 동작도 제대로 못 하고 있다.

지금 상황은 나의 의지대로 되지 않는 것이 내 몸 상태다. 수련 동작 중에는 몸의 18개 관절을 풀어주는 동작을 한다. 팔의 세관절, 다리의 세관절, 어깨, 목, 등, 배, 턱관절을 하나씩 풀어주는 동작을 하면서 풀어주는 부위에 의식을 두고 보는 것이다. 동작을 하면서 동시에 몸도 같이 보는 것이다.

조금씩 몸이 나의 말을 알아들었다. 예를 들면 등의 굳은 근육이 풀려나가길 원하면 등을 보면서 푸는 동작을 한다. 처음에는 동작하는 것 자체도 힘들어 의지대로 되지 않았다. 매일 18개의 관절을 풀어주는 동작을 아침저녁으로 했다. 한 번 18개의 동작을 푸는 데 15분 정도면 할 수 있다. 18개의 관절을 풀면서 관절 주변과 근육을 보면서 동작을 한다. 동작이 몸에 인식되면 순환하는 동작을 한다. 에너지를 타면서 동작을 하는 거다. 동작을 가볍게 해도 몸은 에너지를 따라 가볍게 풀려나갔다.

예전엔 운동할 때 다른 생각을 하면서 하거나 음악을 들으면서 했었다. 그러나 선도 수련은 움직이는 부위를 의식으로 보면서 하는 것이다. 내 몸이 보인 만큼 내가 인식되는 것을 알았다. 몸과 마음은 연결되어 있다. 아는 것만큼 보인다란 말처럼 몸이 말을 알아듣고 반응한 것만큼 굳어 있는 근육이 풀리고 이완되었다.

신비할 정도로 몸의 회복력은 대단하다. 우리 몸 안에는 60조의 세포들이 일상적인 활동을 한다. 몸을 바라봐주는 것만으로 세포가 살아나는 것을 느꼈다.

일주일 중 한두 번은 물 수련도 병행해갔다. 목욕탕 가면 냉탕과 온탕을 왔다 갔다 하면서 이완을 하는 것이다. 나는 본래 몸이 차서 한 번도 찬물엔 들어가지 못했다. 충분히 온탕에서 10분 이상 있어야 냉탕에 들어갈 수 있었다. 물속에서는 몸을 의식으로 보면서 최대한 가만히 있는 것이다. 움직이지 않고 가만히 있다 보면 이완이 더 빠르다. 물속에서 몸을 움직이지 않고 가만히만 있어도 몸이 알아서 풀려나간다. 몸은 마치 "나는 자가 치료 중입니다."라고 말하는 것 같았다. 나는 공황장애로 인해 몸 수련, 마음 수련을 하며 에너지를 응용해나가는 것을 배우게 된 것이다.

공황장애 초기에는 닫힌 마음으로 인해 힘들었고 많은 것을 잃었다는 생각이 들었다. 하지만 수련을 하면서 잃은 것보다 얻은 게 많다는 것을 알았다.

수련을 같이하는 분들을 도반이라고 한다. 나는 처음 시작할 때보다 모습이 많이 달라졌다. 이완이 안 되어 고생하며 시작했지만, 2년 정도 꾸준히 하니 동작도 달라지고 동작을 하며 몸을 보니 에너지가 몸으로 흡수되는 것이 달라졌다. 대부분 같이 시작했던 분들의 모습도 처음 시작할 때 모습보다 몰라보게 좋아졌다. 많이 달라졌다고 하면 어떻게 달라졌다는 것인지 궁금할 것이다. 삶에 찌들어 변했던 모습에서 본인의 원래 모습으로 돌아온다는 표현이 맞는 것 같다.

같은 도반 중에 M을 처음 보았을 때 나보다 10년이나 15년 나이 들어 보였다. 얼굴에 고생한 티가 많이 있었다. 성격은 소탈해서 긍정적인 자세로 수련을 열심히 했다. M도 꾸준히 수련하여 이제는 열 살 이상 젊은 모습으로 달라졌다. 관절이 풀리고 에너지가 들어오니 모습이 달라진 것이다. M의 자녀들은 엄마가 좋아지는 모습을 보면서 놀랐다고 했다. 이제는 자녀 3명이 모두 수련을 하고 있다.

오랜만에 나를 본 사람은 얼굴이 작아졌고 더 젊어 보인다 했다. 처져 있던 근육에 탄력이 생겼고 나이 들면서 생기는 필요 없는 살들이 빠져 대학 시절 몸무게로 돌아갔다. 모든 것이 신기하게 여겨질 정도다. 내가 바뀐 모습을 보는 것보다 같이 수련하는 도반의 바뀐 모습을 보는 것이 즐거웠다.

명상하는 것도 커다란 기쁨으로 다가왔다. 처음 명상을 할 때는 앉아 있는 것도 힘들었고 척추가 바로 세워지지 않았다. 그래도 몸 수련도 하고 명상도 하며 조금씩 나아졌다.

공황장애는 마음을 편하게 하는 게 회복하는 데 도움이 된다. 명상도 자신을 편안하게 들여다보는 시간이었고 끊임없이 마음을 여는 용기가 필요했다. 선도 수련은 심신(心身)을 같이 좋게 했다. 자연과 비슷한 몸의 감각을 회복해주는 수련이다. 나이 들고 몸이 굳어 있으니 풀려나가고 편안해지기까지는 시간이 걸린다.

진정한 이완의 출발은 나를 있는 그대로 인정하는 것이라는 걸 수련을 하면서 알게 되었다. 내가 지금 공황장애로 마음이 아프구나! 내가 많이 외롭구나! 내가 꼭 해야 한다는 압박감을 갖고 살았구나! 내가 많이 지쳐 있구나! 내가 나를 바라보지 않았구나! 나를 있는 그대로 인정하지 않았구나! 보기 시작하니 굳었던 몸도 풀리면서 내가 참 소중한 사람이란 것을 알게 되었다. 몸의 에너지를 회복하는 만큼 나를 인정하고 있는 그대로 보는 것도 편안해졌다.

이런 나를 그대로 받아들이고 인정하는 것을 "마음으로 이렇다 내가 이렇구나!"라고 결정하는 것이 인정하는 것은 아니다.
몸의 에너지가 바뀌면서 하나씩 실타래를 풀듯이 풀려나가면서 나를 있는 그대로 인정해야 한다. 자신을 직면해서 바라보는 것이다. 내가 나한테 먼저 마음을 열고 차분히 바라보는 것이다. 마음도 몸도 같이 풀려야 한다는 것이다.

살아가면서 아무런 위기도 없이 예전처럼 그냥 살았다면 나를 제대로 볼 수 있었을까? 나를 진정 사랑할 수 있었을까? 그저 바쁘게 살아가는 생활 패턴 속에 나를 잊고 살았을 거다. 나는 공황장애라는 삶의 위기를 만나 회복하기까지 긴 터널을 지나오며 나를 사랑하게 되었다. 공황이라는 위기로 인해 내가 귀한 사람이라는 것을 알게 된 것이다.

# 세상을 바라보는 방법을 바꿀 때

오늘 나는 어떻게 하루를 보내야 하나?

나는 나답게 살고 있는가?

첫 번째 질문은 공황장애로 많이 힘들 때 나에게 했던 질문이고, 두 번째 질문은 이제는 건강이 돌아왔다고 느꼈을 때 나에게 한 질문이다.

나는 얼마 전에 깜짝 놀란 적이 있다. 분명히 이 길은 몇 년 동안 수없이 지나다녔던 길인데 길가에 이렇게 멋진 나무가 있었던가? 길이 전과는 전혀 다르게 보였다. 출근할 때마다 집에서 동부간선으로 들어서기 전 자주 다니던 길이 맞나 싶었고 신기할 정도였다. 이제 보니 공황장애로 힘들었을 때는 길 주변은 거의 안 보고 다녔었다. 간신히 내비게이션에 의지해서 운전했었다. 오늘 새삼 길에 있는 나무가 다르게 보이는 것을 보며 내가 많이 좋아졌구나 싶었다. 이제는 다시 정상으로 돌아온 기분이었다.

나의 에너지가 채워지니 눈앞에 보이는 것도 달라보였다. 어쩌면 내가 공황장애로 힘들어할 때는 보이지 않다가 이제는 수련을 통해 몸과 마음이 건강해지니 못 보던 것이 보이게 된 것이다. 이런 현상은 길에 있는 나무에만 나타나는 것이 아니었다. 고객과의 미팅 때 고객을 대하는 나의 마음가짐과 태도도 달라졌다.


공황장애로 입원했다가 퇴원 후, 한 달 한 달 생활해야 하는 압박감에 눌려 일했다. 예전처럼 많은 고객을 만나는 것과 지방에 있는 업체 방문은 지금의 상태에서 불가능했다. 나는 하루에 한곳만 가거나 한 사람만 만나서 일을 하기로 했다. 평소에는 별것도 아닌 일이 그 당시 나의 상태에는 크게 스트레스로 다가왔던 시기였다. 이것저것 감당할 수 없는 것들투성이었다. 나에게 있는 에너지를 쓸 수 있는 한도 내에서만 생활할 수 있었다. 할 수 없이 내가 만나기 좋은 고객 위주로 만나기로 했다.

나는 어떻게 하루를 보내야 하나? 고민될 정도로 일로 움직이는 것에 어려움을 겪고 있었다. 하루의 일과 중에 최대한 스트레스를 줄이는 것도 나에겐 중요한 것이었다. 그런데 수련 진도가 나가면서 일을 대하는 나의 태도도 바뀌었고, 사람을 대하는 태도도 달라졌다.

3년 만에 만난 고객 S는 캐나다에서 3년 동안 있었고 나는 공황장애로 수련을 시작한 지 3년이 넘어서는 시점에 다시 만났다. 오랜만에 만난 S는 내가 예전과 달라 보인다 하며 "어쩜 3년 전이나 똑같으세요. 아니 더 좋아 보이네요." 하며 웃었다. 나는 상담을 하며 전에는 몰랐던 것을 느꼈다. 상대방 고객을 더 객관적으로 보고 있었다. 본인을 대하는 나의 태도를 느꼈는지 더 편안하게 대화가 이어졌다. 어느새 개인의 고민까지 이야기를 하며 인생 언니로서 현재 상황에서 어떻게 하면 좋을지에 대한 지혜를 같이 나누었다. 예전에 고객을 컨설팅하려면 상대 고객에게 맞추느라 고객을 편안한 상태에서 대하지 못한 것도 있었다. 소통에 관련해서는 나도 노력을 많이 했었다. 소통에 대한 책도 많이 보고 연구하는 자세로 고객과의 만남에 대해 정리도 했었다. 물론 3년 전보다 일에 대해 더 자신 있다고 생각할 수 있다. 그러나 이것과는 다른 것이었다.

공황장애를 극복하기 위해 시작했던 몸 수련과 명상을 통해 나 자신을 바라보는 것을 알게 되었고, 나를 바라보니 다른 사람을 바라보고 대하는 것도 달라진 것이다.

보통 객관적으로 바라보고 생각하는 것은 쉽지 않다. 이렇게 자신이 생각할 수 있는 만큼의 에너지 상태에 따라 자기 스스로를 바라보는 관점이 달라지고, 이런 관점들이 나 자신을 변화시킨다. 나를 바라보는 것에 그치지 않고 다른 사람을 바라보는 관점도 바뀐다. 어찌 보면 나를 보는 것만큼 다른 사람을 이해하는 것을 알 수 있었다.

나는 꼭 일해야 하지만 공황장애로 인해 일을 최대한 효과적으로 하기로 마음먹었다. 우선 고객 리스트에 있는 개인 고객보다는 업체 위주로 회사의 문제들을 해결해주는 것을 선택했다. 지금 이렇게 선택해서 일의 방향을 바꾸었다고 말을 하지만, 그 당시는 떨리는 마음으로 나의 하루 습관까지도 바꾸며 일을 해야만 했다. 한 달에 적어도 생활할 수 있는 수입이 보장되어야 했다. 일의 패턴을 바꾸면 어떻게 될지 몰라 한편으로 두렵기도 했다. 아침에 출근하는 시간을 수련하는 시간과 이완의 시간으로 바꾼 것이다. 공황장애를 빨리 극복하려면 어쩔 수 없는 선택이었다. 습관을 바꾸는 강단이 필요했다.

처음엔 어쩔 수 없이 정한 하루의 룰이었는데 수련으로 에너지가 회복되면서 일에 대한 효과는 놀라웠다. 공황이 오기 전보다 연봉은 더 올라갔고 나도 일에 대해 사람들과의 관계에 대해 조금씩 여유로워지기 시작했다.

나이 들어 습관을 바꾼다는 것은 쉽지 않았다. 더군다나 공황장애의 어려움이 있는 상태에서는 나에 대한 믿음과 결단이 절실했다. 나이 먹을수록 고정적인 관념과 생각이 굳어져 무엇 하나 바꾼다는 것은 어려운 것이다. 수련을 하면서 에너지가 바뀌면서 가능했다.

힘든 상황들은 강도만 다르지 누구한테나 있다. 하루의 생활 중에 그 날 하루가 힘들어 버티는 것조차 힘들 때도 있다.

수련을 통해 좋아진 것은 이런 힘든 상황이 오더라도 대하는 태도가 달라진 것이다. 힘든 상황에 쏠리기보다는 객관적으로 보고 헤쳐나갈 것을 생각해내는 지혜가 생긴다. 힘든 상황에 쏠리면 거듭 비슷한 상황을 내가 부른 것이나 마찬가지고 그 상황에서 나오기까지 시간이 더 걸린다. 객관적으로 보고 생각하는 힘을 키우는 것을 익혀나가면 전환도 빠른 것이다. 이것도 에너지가 부족하면 쉽지 않다. 몸과 마음 수련을 통해 에너지가 달라지면서 해결해나가는 힘도 달라진 것이다.

공황장애가 오기 전에도 나는 뭔가에 쫓기듯 하루하루가 바빴다. 무엇 하나 제대로 볼 수 있는 마음의 여유가 없었다. 그런데 오히려 공황장애가 생기면서 회복하는 방법을 찾아 하나씩 실천하다 보니 세상과 나를 바라보는 시야가 바뀐 것이다.


에너지가 회복되면서 다른 질문이 나를 찔렀다.

"나는 나답게 살고 있는가?" 공황장애를 이겨나가면서 나에게 한 질문이다. 나는 나를 너무 몰랐다. 청소년 시절 미래에 무엇이 되고 싶은지 막연함을 갖고 있었던 잘 모르는 시기를 지나왔다. 그 이후에도 뚜렷하게 이걸 하고 싶다는 것이 있지 않았다. 교육열과 자녀의 진로에 관심이 많은 부모는 자신의 못다 한 꿈을 자녀에게 강요하기도 한다. 마침 나의 부모님은 진로까지 걱정해주실 정도로 여유롭지 못했다. 다섯 자녀를 굶기지 않아야 한다는 마음이셨다고 아버지는 말씀하셨다. 그런데 나이들어 어떻게 살고 싶은지, 어떤 일을 하고 싶은지에 대한 제3의 사춘기를 공황장애를 겪으며 고심하게 되었다. 이제는 나답게 살고 싶다는 바람이 생긴 것이다. 하루의 삶도 내가 원하는 삶을 살아가고 싶은 것이다. 내 안에서 울리는 소리에 귀를 기울이고 이번 생의 나머지 삶은 내가 원하는 삶을 살고 싶다고 내 안에서 말하고 있었다. 나는 당장 내가 꿈꾸는 일을 할 수 없지만 막내가 대학을 졸업하면 내가 하고 싶은 길을 가고 있을 것이다. 매일 웃으면서 할 수 있는 것, 나를 더 알아가는 것.

더 이상 시간을 낭비하지 않는 일을 계획하고 있다.

대학 친구 Y는 나한테 "너는 오뚜기 같아."라고 말한 적이 있다. 어릴 적 보았던 오뚜기 인형이 그려졌다. 이리저리 흔들리다가도 제자리로 돌아오는, 쓰러질 듯하다가도 다시 중심을 잡고 서는 오뚜기가 생각나 입가에 미소가 지어졌다. 내가 그랬던가?

친구의 말을 듣고 나니 얼마나 다행인가 싶다. 쓰러질 듯했지만 중심을 잡고 있어서 지금 이렇게나 다음을 찾아가고 있지 않은가? 나는 오뚜기 같은 내가 좋다.


누구도 피할 수 없는 진리가 하나 있다. 태양이 뜨고 노을이 지듯이 언젠가 인생의 노을이 질 때가 있다. 남은 삶을 나답게 살면서 지는 노을을 충만하게 만들고 싶다는 희망을 가져본다.

"인생을 바꾸려 하지 말고 삶을 바라보는 관점을 바꿔라."란 말처럼 바라보는 관점만 바뀌어도 삶이 편안해진다. 인생이라는 여행길에 내가 만난 상황은 쉬어가라고 나에게 온 것이다. 현실은 조급할 수밖에 없으나 바라보는 방법을 바꾸니 오히려 더 마음이 편해졌고 여유로움이 생겼다. 오늘의 짐은 오늘만 짊어지고 내일의 걱정은 하지 않는다. 지나간 어제의 걱정 또한 하지 않는다. 나에게 주어진 오늘만 충실하면 된다.

# PANIC DISORDER

# 공황장애 나를 알아가는 시간들

3장

## 걸음을 멈추고 나를 보기 시작했다

고향으로 향하는 마음이 즐거워 살포시 입가에 웃음이 지어진다. 2년 만에 아이들과 친정을 가고 있다. 그동안 공황장애로 힘들기도 했고 부모님께 아픈 모습을 보여줄 수 없어 갈 수 없었다. 세심하게 나를 보면 내가 어딘가 아파 보이고 힘들어 한다는 것을 눈치 챌 수 있었다. 부모님께는 아픈 모습을 보일 수 없었다. 전화 통화로 좀 바쁘다고 지금은 갈 수 없다고 핑계 아닌 핑계를 대고는 친정집을 못 갔었다. 태어난 고향이라서 그런지 친정에 가까워질수록 마음이 편안해졌다.

철원의 들판에는 노랗게 벼가 익어 고개를 숙이고 있었다. 노랗게 물든 들판이 가을을 재촉하고 있었다. 학창 시절 가을마다 보았던 풍경이지만 오늘 나에게는 모든 풍경이 정겹게 다가왔다. 엄마가 해주신 된장찌개를 먹으니 살 것만 같았다. 사랑과 정성으로 차려준 밥상은 반찬이 몇 개 없는 시골밥상이다. 그래도 된장찌개 하나만 먹어도 맛있고 힘이 났다.

부모님께는 최대한 아픈 티를 안 내려고 노력하며 하룻밤만 보내고 서울로 향했다. 서울로 향하는 차 안에서 갑자기 도저히 운전을 계속 할 수 없어 급하게 차를 길가 슈퍼 앞에 세우고는 "딸들, 엄마 잠깐 쉬어야 해." 말하고는 이내 잠이 들었다. 딸들은 가까이서 이런 모습을 직접 보는 것이 처음이라 당황했다. 나는 30분 이상 잠이 들었다가 깨어났다. 친정집에서도 가족과 같이 있어도 나름 신경을 쓰고 있다 보니 힘들었나 보다. 아직은 먼 길과 신경을 많이 쓰는 것은 무리가 된다는 것을 다시금 알게 되면서 집으로 조심히 왔다.

나는 모든 것은 때가 있다고 생각한다. 지금은 앞을 가다가 저절로 멈춰진 때라는 것을 부정하지 말고 절대 무리하지 말자고 친정을 다녀온 뒤로 다시금 생활 패턴을 체크했다. 꼭 현재 할 수 있는 만큼만 한다.


나는 무리를 하거나 몸이 힘들다고 느껴지면 바로 쉬어주어야 하는 이런 나의 모습을 그대로 인정하고 받아들이기까지는 시간이 걸렸다. 할 수 없는 멈춤으로 나는 나를 인정하고 아낄 수 있는 사람이 되었다. 나를 보며 말을 할 수 있었다. 네가 정말 많이 아팠구나! 피의 반이 물이 되도록 놀랐구나! 지금은 아이들의 교육과 생활비로 힘들구나! 겉모습은 멀쩡해 보여도 속은 타들어갔었구나!

지금은 이렇구나! 하면서 계속 인정해가는 시간을 가지면서 수련을 했다. 인정의 단계를 지나면서 마음이 녹아질 때 몸이 이완되고 수련도 늘어갔다.

멈출 줄 알아야 인생의 아름다움과 행복을 볼 수 있다. 지나가는 풍경도 멈추어 섰을 때 아름다움을 볼 수 있듯이 우리들의 삶도 마찬가지다.


나 자신에 대한 인정과 수용이 있을 때 다른 사람의 다름도 인정하고 다른 사람을 이해하는 이해의 폭도 넓어짐을 알게 되었다. 자신을 보는 만큼 다른 사람을 볼 수 있다는 것이 맞다. 다른 사람의 모습 속에 비친 내가 보인다. 그래서 다른 사람의 아픔도 나의 아픔처럼 가슴이 시릴 때가 있다. 인생의 쓴 것으로 인해 오히려 인생의 단맛을 알게 된 것이다. 내 삶에서 공황장애를 겪는 아픔이 없었다면 어찌 나를 보는 수련, 내 몸을 건강하게 하려는 수련을 했겠는가?

수련을 한다는 것은 처음부터 쉽지는 않았다. 1년 가까이 이완을 배우며 몸도 마음도 긴장과 굳음이 많았다는 것을 알았다. 돌이켜보면 긴장을 놓지 않고 계속 바쁘게 살았다면 내 몸에 있는 긴장을 평생 가지고 갔을 것이다.

어느 날 H대표를 보니 나처럼 뭔가 힘들어 보였다. 나는 수련을 같이 하자고 권했다. 그녀가 선뜻 좋다고 해서 지금까지 같이 수련을 하고 있다. H대표는 나와 성격이 완전히 다르다. 그녀는 가장으로 세 자녀와 친정 부모를 모시고 같이 살고 있다. 친정 부모님께서 아이들을 키워주셨고, 그녀는 열심히 일해 사업체를 이루었다. 우리는 수련을 같이 시작했고 서로 힘든 시기 모습을 보아 오며 격려와 지원을 아끼지 않았다. 그런데 사람들을 대하는 것이나 일을 보는 관점은 달라 당황하기도 했다. 하지만 H대표의 모습 속에 내 모습이 있었다. 상처받고 마음 아프고 열심히 일하는 모습이다. H대표와 나는 처음부터 수련을 같이 하니 만나면 각자 수련 진도 나간 것을 얘기하면 즐겁다. 살아가며 같은 방향을 보고 있는 사람을 만나는 것은 큰 행운이다. H대표와 나는 같은 수련을 하는 도반으로 인연도 깊다.

공황장애를 극복하는 과정을 겪으며 나는 나에게 맞는 의미 있는 삶을 살기로 마음먹었다. 이제는 의미 없는 삶은 빈 껍질 같이 느껴진다. 공황장애가 오기 전에는 살아간다는 것에 대한 의미를 두지 못했다. 그저 애들 잘 키우고 남편 하는 일 잘되고, 내가 하고 싶은 것 하고, 갖고 싶은 것 가지며 다른 사람에게 피해를 주지 않고 사는 것, 그것이 잘사는 거라 여겼었다.

그런데 이제는 내가 진짜 원하는 삶이 무엇인지를 고민하게 되었다.

공황장애로 인해 나의 삶에 변화가 생긴 것이다. 어떤 계기든 변화를 받아들이는 것은 쉽지 않다. 그러나 지금 나의 변화는 공황장애로 인해 멈춤이 가져다준 행복한 변화이다.

생활 속의 수행자라고 별명을 붙인 대표님이 계신다. 개인 사업체를 운영하시면서도 지인들의 인생 상담에 시간을 아끼지 않는 분이다. 정말 도인처럼 눈썹과 머리가 하얗다. 14년을 넘게 뵈었지만 14년 전 모습 그대로다. 긴 시간 변함없는 모습이 신기할 정도였다. 대표님께서 나에게 해주신 이야기가 나의 마음을 흔들리게 했다. "생각하는 것, 말하는 것, 행동하는 것이 일체가 되는 삶이 지금 현재를 사는 삶"이라고 얘기하셨다. 처음 말을 들었을 때는 너무 어려워 생각조차 못 하고 넘겼던 단어들이다. 생각, 말, 행동이 일치하는 사람은 바로 떠오르는 것이 부처님이나 예수님과 같은 선인일 거라 생각되었다. 대표님께서 늘 하던 말은 "지금 이 순간을 살아라."라는 뜻이었다.

그나마 이 말을 다시 생각하게 된 것은 공황으로 힘들어지면서 모든 것이 멈춰진 상태에서 나를 보기 시작하면서부터다. 지나간 과거에 얽매이지 말고 다가올 미래에 대한 두려움도 없이 오롯이 지금 이 순간에 머물며 충실하라는 뜻이다.

지금은 생각과 말과 행동의 일체의 삶을 살고 싶은 꿈이 생겼다. 갑자기 생긴 감정으로 하루의 평화를 깨기 싫다. 감정과 생각을 관찰하듯이 바라보고 있노라면 그런 감정의 파도에 쏠리지 않는다. 아직은 하루 생활 속에 평정심을 갖는다는 것은 어렵다. 하지만 조금씩 달라져가는 내가 보여서 희망이 있다.

멈춘다는 것은 마음의 한 박자 여유를 가져다주었다. 처음엔 변화가 두렵기도 했다. 여유 아닌 여유를 생활 속에서 가져야 했기 때문이다. 처음에는 몸이 안 따라주어 할 수 없는 여유였다. 경제 활동에 대한 두려움도 있는 이중 고통이었다. 그런데 에너지가 채워지면서 마음까지 편안함을 주는 여유를 갖게 된 것이다.

살아가다 보면 여러 가지 상황이 있을 수 있다. 병에 걸릴 수도 있고, 직장을 잃을 수도 있다. 가까운 사람으로부터 배신이 있을 수 있고, 사랑하는 사람과의 이별도 있을 수 있다. 나처럼 예상치 못하게 갑자기 공황장애가 올 수도 있다. 그런데 이런 가운데 아픔과 상처만 있는 것은 아니었다.

이런 모든 과정을 편안하게 받아들이고 수용하면 그다음이 있었다. 누구나 현실적으로 좋은 상황과 편안할 때는 마음도 편안할 수 있다. 오히려 어려운 상황을 마주했을 때 그 상황을 편안하게 대할 수 있을 만큼 한 박자의 여유는 더 좋은 해결의 지혜를 알게 해준다.

멈출 줄 안다는 것은 나를 알아가는 출발점이다. 밖으로만 쏠려 있던 것들을 안으로 들어오게 해 나를 향한 열린 마음으로 바꿀 수 있는 것이다. 멈춤을 할 줄 안다는 것 뒤에는 커다란 축복이 기다리고 있었다. 어느 날 문득 할 수 없이 멈추어 섰을 때 그동안 볼 수 없었던 것이 보였다. 살아가면서 절대 잊을 수 없는 가장 소중한 내면의 나를 만났다. 내가 보는 나, 남들이 보는 나, 진짜 나의 모습, 남들이 보는 가짜 나의 모습, 그리고 미처 알지 못했던 나를 바라보게 되었다. 그저 바쁘게 살았다면 볼 수 없는 나의 모습들이다. 정작 공황장애로 어쩔 수 없는 상황이 되니 내가 보이기 시작한 것이다. 이렇게 삶의 멈춤이 왔을 때 중요한 한 가지를 삶의 우선이여야 하는 것을 챙기기 시작한 것이다. 선도 수련과 명상을 할 수 있는 행운이 나에게 주어진 것에 대해 감사한 마음이 들었다.

나를 찾아가는 선도 수련과 명상으로 나는 인생에서 최고의 시간을 갖게 된 것이다.

# 괜찮아 이제부터 시작이야

"실패는 삶에서 불필요한 것들을 제거해준다. 나는 내게 중요한 작업을 마치는 데에 온 힘을 쏟아부었다. 그런 견고한 바탕 위에서 나는 인생을 재건하기 시작했다. 자신을 기만하는 일을 그만두고 정말 중요한 일을 시작하라." 이 말은 '해리포터' 시리즈로 영국 여왕보다 더 큰 부자가 된 조앤 K. 롤링이 하버드대 졸업식 축사에서 한 말이다.

조앤 K. 롤링의 '해리포터' 시리즈 책을 대학병원 신참 때 흥미롭게 읽었다. 출퇴근길 전철에서 책을 보느라 정거장을 지나치기도 했었다. 작가는 스물여덟 살에 아이와 단둘이 사는 이혼녀였다. 유모차를 밀고 동네 카페에 가서 글을 쓰기 시작했다. 그때 마법의 빗자루를 타고 다니는 기발한 소설을 쓴 것이 '해리포터' 시리즈이다.

나는 어린아이를 데리고 카페에서 글을 쓰는 조앤 K. 롤링의 마음을 이해할 수 있을 것 같다. 얼마나 모든 것이 간절했을까? 그녀는 이혼 후 가난하고 비참했지만 자신의 처지에 빠지지 않고 부지런히 글을 썼다. 그리고 결국 가장 많이 팔린 판타지 소설을 완성한 것이다. 하지만 12개의 출판사로부터 거절을 당한 뒤에야 비로소 작은 출판사와 계약을 맺었다. 복사비가 없어 8만 단어나 되는 원고를 일일이 타자로 쳐야 할 정도로 비참한 상황 속에서 완성된 소설이 '해리포터' 시리즈의 첫 편이다. 어른이 보아도 흥미진진한 내용이라 푹 빠지게 된다. 그녀는 실패라는 불필요한 껍질을 벗어버리고 집중하여 판타지 소설을 완성하는 변신을 한 것이다.

나는 공황장애의 아픔이 삶에서 불필요한 것들을 제거해주었다. 살아가면서 갑자기 생긴 일들로 삶의 방향이 달라지기도 한다. 나는 공황장애가 와서 힘든 2년의 시간 동안 모든 것들을 최소로 했다. 일은 내가 할 수 있는 범위 내에서 최소로 하고 수련과 명상의 시간을 놓치지 않았다. 이것만이 나를 살릴 수 있다는 생각이 들었다. 지나와보니 몸도 마음도 아팠던 2년간의 시간도 빠르게 지나갔다. 지나가는 시간 속에서 좌절과 원망과 아픔이 있었지만 이제는 지나간 시간이고 지나간 사건이다. 한 사람의 인생을 길게 보면 갑자기 생긴 사건 사고가 결코 나쁜 것만은 아니다. 오히려 불필요한 것은 버리고 그 당시 삶의 시점에서 꼭 필요한 것들은 곁에 남는다.

공황장애가 왔을 때 내 마음과 몸을 더 힘들게 한 일이 있었다. 큰딸과 같은 중학교에 다니던 아이가 바로 이웃 아파트에 살았다. 그 아이의 엄마와는 각자 아이도 같은 학년이고 대화도 통해 재취업하기 전까지 등산도 같이 하고 여행도 같이 했었다. G언니의 친구인 L도 가끔 만나 차도 마시고 우리 집에 놀러 오기도 했었다. 예전에 애들 아빠 사업도 잘되고 자녀 셋 모두 사립초등학교를 보내고 넓은 아파트에 살고 있으니 언니들은 나를 부러운 눈으로 보았었다. 공황장애가 생기고 애들 아빠와도 분리했다는 얘기를 듣고는 퇴원한 지 얼마 안 되었을 때 꼭 만나자는 연락이 왔다. 지금 내가 많이 힘드니 다음에 보자고 했는데도 그럴수록 집에 있는 것보다는 나와서 기분전환 해주는 게 좋다며 밖에서 만나자고 했다. 몇 번을 힘들다 해도 못 알아들었다. G언니가 듣기에 내 목소리에 힘이 없을 뿐이라 생각해서인지 끝내 저녁 식사 자리를 하자고 했다. 나는 날 위해 시간을 내는 거라 힘들어도 미안한 마음에 약속한 장소로 간신히 향했다.

저녁을 먹고 두 언니는 내 얘기를 듣고 싶어 했다. 식사를 해도 장이 굳어 있어서 소화가 잘 안 되었다. 몸은 순환이 안 되어 냉했다. 남들은 덥다는데 나는 손끝이 차가웠다. 물론 이런저런 과정이 궁금하다는 건 안다. 하지만 난 말을 하기도 힘들 때여서 간신히 상황을 얘기하고는 바로 집으로 올 수밖에 없었다.

이야기는 길게 하지 않았지만 속으로는 '나를 정말 생각해주는 언니들인가?' 하는 생각이 들었다. 나는 힘들다고 표현했지만 본인들의 궁금한 것을 계속 질문했다. 간신히 집으로 향하는 내 맘은 더 힘들어졌다. 씁쓸한 마음이 들었다. 아직은 공황장애가 생긴 것도, 애들 아빠와의 분리도 받아들이기 힘든 상태라 누구와도 이런 얘기는 하고 싶지 않았다. 언니들은 내가 아픈 것보다 잘살고 있었던 동생한테 발생한 사건 사고가 궁금할 뿐인 것 같았다. 그 이후 이틀을 꼬박 몸살을 앓았다. 그 뒤로 긴 시간 연락도 없고 전화도 없다.

다른 사람을 진심으로 생각해준다는 것은 어떤 것일까? 생각해본다. 그것은 상대방의 입장에서 생각해보고 아프거나 힘들 때 기다려주고 배려해주는 것이다.


대학 친구들이 숙박까지 정해놓고 집 근처까지 날 만나러 왔지만 막상 나갈려니 도저히 갈 수 없었던 적이 있다. 오래전 친구들 4인방과 만날 시간쯤 도저히 못 간다 하니 이내 내가 걱정되는지 알았다 하며 건강 잘 챙기라 했었다. 친구는 내가 좋아졌을 때 그때는 내 목소리만 들어도 느낌으로 알았다 했다.

돌이켜 생각하니 한 사람을 이해한다는 것은 결코 쉽지 않다. 하지만 그 사람이 어려울 때 힘들 때 백지장도 맞들어 줄 수 있는 마음을 가진 친구가 곁에 있다는 것은 행운이다. 진정한 친구는 달랐다.

공황장애로 힘들어하는 사람에게 에너지가 회복되고 좋아질 때까지 가족이나 주변 사람들의 배려는 꼭 필요하다. 살아가면서 사건이나 피치 못할 일들이 발생하면 주변 사람들의 진심을 알 때가 있다. SBS에서 오래전 인기 있던 로맨스 드라마 〈별에서 온 그대〉의 명대사 중 하나가 지금의 상황을 얘기해준다. "인생에서 가끔 큰 시련이 오는 건 한 번씩 진짜와 가짜를 걸러내기 위한 큰 기회"라는 말처럼 어려움이 생기거나 아팠을 때 그 사람의 진짜 모습을 볼 수 있다.

공황장애가 오면 본인은 물론 힘들지만 가까이 함께하는 가족도 쉽지 않을 것이다. 본인이 직접 겪는 게 아니어서 당장 어떻게 해야 하는지도 모른다. 더군다나 겉으로 보기에 다치거나 아픈 게 아니다 보니 공황으로 힘든 상황을 이해하지 못할 때도 있다. 한집에 사는 딸들도 나를 이해하지 못했다. 가끔 엄마가 왜 저럴까? 생각했었다고 내가 많이 좋아졌을 때 말했다. 가령 퇴근해서 간신히 몸을 지탱하고 왔기에 그대로 쓰러져 자기도 했고, 쉬는 날 하루 종일 말을 안 한 날도 있었다. 은근히 애들이 내 눈치를 보는 것 같아 미안했다. 말을 안 하는 것이 내가 지금 필요하다는 걸 어떻게 말을 한단 말인가?

　가족이나 가까운 분들은 그 사람이 언제고 좋아질 것이란 확신을 갖고 따뜻한 마음과 배려를 표현해주면 된다. 바로 따뜻한 눈빛으로 봐주는 배려는 아픈 사람을 힘이 나게 한다.

　선도 수련을 한다고 처음 갔을 때 몸이 말을 안 들어 그저 남들이 하는 동작을 무심히 볼 수밖에 없었던 때도 있었다. 그 당시 나의 마음은 간신히 무엇 하나 붙들고 있는 심정이었다. 그런데 지금은 에너지(기운)를 순환하는 몸으로 바뀌었다.

　자연이 매일 변화하듯이 몸도 함께 매일 다르게 변한다. 그래서 언제나 같게 느끼지만 매순간 새롭다. 마음을 편안하게 하고 몸의 이완이 되기 시작하면서 내 어깨에 짊어진 무게가 느껴졌다. 어깨는 높이 솟아 있어 내리는 이완을 오래도록 연습했다. 보통 집중해서 일하는 분들과 자세가 안 좋을 경우 어깨가 앞으로 말리기도 한다. 그것과는 다르게 긴장이 오래되면 어깨는 위로 올라가 있다. 그래서 목이 짧아 보이기도 한다. 매일 수련을 하니 조금씩 몸의 감각이 생겼다. 그러면서 어깨가 긴장으로 굳고 올라가 있는 것을 알게 된 것이다. 어깨가 올라간 걸 인식하니 어깨를 내리는 수련을 하고 몸의 굳은 관절을 매일 풀고 있다. 동작으로도 풀지만 에너지가 들어오고 나가는 순환으로 풀기도 한다.

　수련과 명상으로 에너지가 바뀌면서 편안해졌다. 공황장애라는 인생의 어두운 터널을 지나 밝음이 보일 때 지나온 시간이 나의 인생을 다시금 되새겨 보는 기회를 가진 소중한 시간이었음을 알았다.

남의 시선을 의식한 삶이 아닌 내가 원하는 삶의 모습으로 살고 싶다는 꿈이 생겼다. 나의 내면에서 나는 소리에 귀를 기울이고 싶다. 그동안 한 번도 생각해보지 못했던 침묵 속에 있는 진리를 알고 싶은 것이다. 인생은 짧다. 이제는 진정 내가 원하는 모습으로 살아갈 것이다. 열정을 쓸데 없는 것에 낭비하고 싶지 않다. 하루를 살아도 내가 만족하는, 내가 행복할 수 있는 삶을 살고 싶다. 인생에서 우연히 만난 공황장애가 오히려 나의 '찐' 삶을 사는 계기가 되었다고 훗날 말하고 싶다.

"이제는 괜찮아. 모든 게 새로운 시작이야."

# 나는 상처로 피어난 꽃이었다

오랜만에 철원 동창 C로부터 연락이 왔다. 알고 보니 사무실에서 가까운 곳에 C친구도 근무하고 있었다. 점심식사를 같이하며 동창 소식을 들으니 오랜만에 학창 시절로 돌아간 기분이었다. 나는 C와 중학교 시절 친하게 지냈었다. 방과 후 C의 집에 자주 놀러 갔었다. 동창은 중학교 때 마른 체격의 육상선수였다. 현재 C는 여전히 활달한 성격에 각종 모임과 다방면의 사회활동도 하고 있었다. 서울에 거주하는 동창 모임을 만들 계획을 하며 나에게 총무를 맡아 달라 제안했다. 나는 그동안 공황장애로 힘든 과정을 겪었고 지금은 많이 좋아진 상태지만 여전히 힘든 부분이 있고 나아지는 과정이라고 했다. 나의 상태를 얘기하며 조심스럽게 거절했다. 모임의 총무는 끝까지 남아 있어야 하고 모임 준비를 위해 여러 가지 챙겨야 할 것도 많아 자신이 없었다. 친구는 총무를 남자 총무와 여자 총무 둘로 정하자고 하며 네가 힘들면 언제든 먼저 가도 좋고 서로 도와가며 모임을 하자고 거듭 말했다. 나는 공황장애가 온 뒤로는 일하는 것 외에는 모든 모임을 피하고 있었다. 사실 일하는 것도 버거울 때가 많았다. 친구를 만난 시점은 그래도 많이 좋아진 상태이긴 했어도 자신은 없었다. 끈질긴 C의 설득으로 모임의 총무를 맡기로 했다.

나는 모임 초기 동창들과 식사를 한 후에는 2차 맥주집이나 노래방을 갔지만 중간에 슬그머니 C친구에게 맡기고 집으로 올 수밖에 없었다. 모임 초반에 여러 가지 신경을 쓰고 있노라면 어느새 힘든 증상이 나타나 급하게 집으로 올 수밖에 없었던 것이다. 그래도 옛 추억의 동창들 얼굴을 보니 반갑고 기분도 좋아졌다. 동창 몇 명에게는 공황장애로 힘든 부분을 얘기해놓은 터라 티를 안 내려고 특별히 애를 쓰지 않고 힘들면 힘들다고 표현할 수 있어서 좋았다. 동창들과 이야기를 하다 보면 나의 반응은 꼭 반 박자 느린 것을 알 수 있었다. 말을 알아듣는 것도 분위기를 맞추는 것도 좀 느렸다. 이건 나만 알 수 있는 것이었다. 나를 자세히 보거나 민감한 동창은 뭔가 좀 느린 듯함을 느꼈는지 나를 얼음 공주 같다고 놀렸다. 조금 우주인 같은 느낌…. 아 내가 지금 이렇구나!

동창 모임을 하며 다시 소통을 배우고 있다. 멈췄던 시계가 다시 가는 것만 같았다. 현재 나는 힘들지만 동창들이 보는 나는 보기 좋다고 했다. 나는 동창들 앞에서 센스 있게 말을 잘하고 싶었지만 동창끼리 농담을 해도 재치 있게 받아서 말을 할 줄 몰랐다. 농담을 농담으로 받아들이지 못하고 말을 자연스럽게 이어서 할 수 없었다. 중학교 시절은 남녀공학이었다. 삼십 년 만에 만난 동창들은 지금의 나를 장흥리 미인이라고 하며 호감 있게 말해주었다. 장흥리는 나의 시골 동네 이름이다. 덕분에 총무를 맡은 것이 스트레스로 다가오진 않았다.

동창들을 만나면 좋기도 했지만 때로는 지금의 나는 상처와 아픔이 완전히 치유되지 않은 상태여서 스스로 위축되고 현재의 삶에서 뒤처져 있다는 생각이 들기도 했다. 나만이 상처를 안고 사는 것처럼 보였다. 그런데 여러 번 모임을 하며 동창들의 살아가는 자세한 얘기를 들으니 혼자되어 자녀를 책임지며 홀로 키우는 동창도 여럿 있었다. 나의 아픔이 나만의 아픔만은 아니었다. 같은 공황장애를 극복하느라 힘든 건 아니어도 그동안 살아오면서 아픈 일, 힘든 일들이 있었던 것이다. 그래도 동창 모임이 공황장애로 힘든 초기가 아니어서 참 다행으로 생각했다. 아무런 걱정 없이 사는 동창보다 아픔을 딛고 일어선 동창이 더 신뢰할 수 있는 모습으로 보였다. 우여곡절(迂餘曲折) 없이 평탄하게 살아 철이 없어 보이는 동창보다는 아픔을 딛고 일어나 다시 앞을 향해 나아가며 최선을 다하는 동창의 모습이 더 보기 좋았다. 나이 들어가며 알 수 있는 짙은 삶의 풍미(風味)가 느껴진다.

누구나 평범하게, 아니 행복하게 살아가길 원한다. 그런데 평범하게 살아가기도 힘든 오늘 우리들의 삶의 모습이다. 모임을 통해 동창들을 만나면서 평범한 행복이 얼마나 소중한 것인지를 다시 한번 알게 되었다. 나에게는 공황장애가 온 것은 나의 불행이고, 애들 아빠와의 분리도 회복할 수 없는 커다란 아픔이지만, 오늘의 나는 공황장애로 힘든 시간을 보낸 시간으로 인해 지금은 오히려 성숙해져 있는 나를 만난다. 그동안 남모를 고뇌가 나를 성숙시켰다.

시골 동네 초등학교 저학년 때는 하루가 길게 느껴졌었다. 학교 방과 후 집으로 향하는 코스모스 길가 옆에는 개울이 있었다. 농사철 한참 때는 물살이 빠를 정도로 물이 많아 개울을 그냥 지나치지 못하고 친한 친구 J와 개울가에 앉아 발을 담그고 많은 이야기를 나누었다. 나중에 어른이 되어도 이웃집에 살면서 죽을 때까지 우정을 나누자는 이야기부터 상상의 날개를 펴고 만든 이야기를 하며 시간 가는 줄 모르고 있었다. 어떤 날은 집에 너무 늦게 와서 부모님을 걱정시켜드려 혼이 난 적도 있다. 초등학교 저학년 때는 걱정도 아픔도 없이 그저 하루가 길고 재밌게 놀 것도 많았다. 아련한 추억으로 남아 있는 그때는 행복했었다. 무엇이든 자연스럽게 수용할 수 있는 스펀지 같은 때였다.

죽마고우(竹馬故友)였던 J친구는 영국에서 남편과 딸과 행복하게 살고 있다. 자주 보지 못해 많이 아쉽다.

어른이 되면서 상처를 남기는 많은 일을 경험했고, 안간힘을 다해 살아왔다. 그리고 지금은 공황장애를 이겨나가고 있다. 삶은 참으로 녹록지 않다. 나는 뜻하지 않게 공황장애를 경험하며 이겨나가고 있다. 어렸을 때의 천진한 마음으로 평탄하고 평범하게만 살았다면 나이에 맞게 학교를 졸업하고 직장을 다니고 결혼해서 아이가 커나가는 것을 바라보며 배우자의 성공이 나의 성공이라고 여기며 살았다면 그리고 나이 들어 생을 마감한다면 얼마나 허무한가?

한 사람의 인생에서 남에게 피해를 주지 않으면서 평범하게 사는 것도 행복이라고 말할 수 있다.

하지만 중요한 '나'라는 사람의 본성을 잊고 산다는 것은 한 사람의 인생에서 태양처럼 꼭 알아야 할 것을 놓치고 산 것이다. 나는 공황이 내게 온 것을 지금은 행운으로 느끼고 있다. 상처가 없었다면 나 자신을 제대로 보지 못하고 삶을 마감했을 것이다. 내 앞만 보고 주변만 보는 눈이 나를 향해서도 열렸을 때 무한 감사의 마음이 솟아났다. 비록 마음의 상처와 다친 것으로 인해 힘든 시간들을 보내고 있지만 마음 가득 희망이 생긴 것은 나에게 기적 같은 일이었다.

내가 겪고 있는 공황장애의 힘듦이 자신을 더 알게 해주었다. 결코 상처가 상처로만 남지 않고 오히려 나의 행복의 권리를 찾는 계기가 된 셈이다.

아픔이 아픔으로, 상처가 상처로 남지 않은 것은 수련을 꾸준히 해온 덕분이다. 수련은 아침과 잠자기 전 한 시간은 꾸준히 하고 있다. 시간이 없을 때는 15분이라도 수련을 꼭 했다. 피치 못할 경우를 빼고는 나와의 약속을 지켜나가고 있다. 어느새 나의 하루 생활 속에 수련이 들어와 꾸준히 하고 있다. 일상의 습관이 된 것이다. 수련을 하면서 나의 상처나 마음 아픔이 몸에 그대로 있는 것을 알았다. 몸은 무엇보다 솔직했다. 그대로 고스란히 표현된 것이다. 굳었던 겉의 근육이 풀리고 속 근육이 풀려나가면서 몸은 그동안의 모든 것을 그대로 안고 있었다. 겉의 상처가 아문 것 같아도 마음속의 상처는 근육이나 뼈에 고스란히 있었음을 깨달았다. 수련이 깊어지면서 하나씩 풀려 나가기 시작했다. 근육을 풀어서 풀리는 게 아니고 내가 내 몸을 바라보기 시작하면서, 바라보는 명상을 하면서 풀리기 시작한 것이다.

질병으로 아프거나 마음이 아프거나 사람들은 낫기를 원한다. 기적이 나에게도 오기를 간절히 원한다. 그런데 기적은 멀리 있지 않았다. 언제나 내 안에 있었다. 내가 그것을 바라보지도 진심으로 원하지도 않아서 못 온 것일 뿐, 언제나 내 곁에 있었다. 눈을 돌려 편견 없이 보기만 해도 기적은 시작되는 것이다.

상처나 아픔은 승화되면 자신의 꼴을 보게 된다. 누구에게나 잊고 살았던 귀한 자신의 본래 모습이 있다. 공황장애를 겪다 보니 나를 바라볼 시간을 가지게 되었고 그러자 나의 진짜 모습이 보이기 시작했다. 아름다운 인생은 아픔도 많다. 상처가 상처로 끝나지 않으면 다시금 피어나는 꽃이 된다. 나는 상처로 피어난 꽃이었다.

# 공황장애 정면으로 만나라

갑자기 공황 증상이 나타나면 감정의 파도가 칠 때가 있다. 불안감이 공황을 더 두렵게 한다. 이런 것이 생각이나 감정에 그치지 않고 몸으로 나타나서 갑자기 아무것도 못 하는 멈춤의 상태를 만들기도 한다. 그러나 이런 현상도 지나가는 과정 속의 하나다. 점차 나아질 거란 생각과 빠른 감정의 전환은 공황의 불안이나 강박감에서 벗어날 수 있다. 나는 처음에 공황장애가 생겼을 때 몸과 의식이 분리되어 바닥으로 몸이 저절로 쓰러질 정도여서 이런 불안한 생각조차 인식할 수 없었다. 오히려 두 번째 같은 상황이 발생했을 때 불안했다. 우주에 나 혼자 남겨진 기분이었다. 그러나 공황은 어떠한 상황이라도 시간이 지나면 사라진다. 마음을 차분히 가라앉히고 있으면 다시 에너지가 회복되면서 본래의 상태로 돌아온다.

나는 공황장애가 갑자기 오더라도 용기 있게 부딪히기를 권하고 싶다. 내가 아는 동생은 갑자기 어지럽고 많은 사람이 타는 지하철을 못 탈 것 같다고 했다. 더군다나 불안한 마음이 들기 시작하면 진땀이 나고 어디로 가는 건지 바짝 정신을 차려야만 길을 갈 수 있었다. 이런 현상이 거듭해서 반복되니 덜컥 겁이 났다고 말했다.

결국 그는 정신과에 도움을 청했다. 정신과를 갑자기 가야 한다는 부담감은 심리적으로 부담되었다고 하였다. 혹시나 주변에서 자신을 이상하게 볼까 봐 정신과 치료를 받는 중이라 말하긴 어려웠다고 고백했다. 가족조차 비밀로 하고 치료를 받고 있다. 우리는 공황장애를 피할 것도 아니고, 정신과약을 처방받아 먹는 것은 부끄러운 것이 아니다. 단지 지금 나를 더 관심 있게 봐주고 챙겨야 할 시간이라는 것을 받아들이면 좋겠다.

나는 무모하리만큼 용기를 낸 사건이 있다. 모임을 사건이라고 표현할 만큼 나에게는 큰일이었다. 공황이 여전히 있는 상태였는데 친구들의 배려와 나의 용기로 좋은 추억으로 남을 여행을 하였다. 철원 친구들과 제주여행 계를 하기로 했다. 나는 긴 시간 친구들을 못 만나다가 다시 보니 식사를 해도 편하고 농담을 해도 받아줄 수 있는 친구들이 좋아 여행 계를 시작했다. 학창 시절 추억을 고스란히 나눌 수 있어 만나면 즐거웠다. 돈이 어느 정도 모아져 친구들은 제주도 골프 여행을 계획했다.

나는 골프를 한 번도 한 적이 없었다. 친구들은 이번 기회에 두 달 열심히 해서 머리 올리는 것 도와준다고 하였다. 하지만 일과 수련과 명상 외에 다른 것을 한다는 것은 나에게 아직은 버거웠다. 친구들에게 나의 증상을 자세히 이야기를 하지 않아 내가 간신히 일하고 있다는 것은 몰랐다. 많이 고민되었다. 친구들과 함께하는 여행은 하고 싶었다. 공황이 생기고 나서는 멀리 간다는 것은 되도록 자제하고 있었지만 편안하게 여행은 하고 싶었다. 친구들은 골프를 하고 나는 제주도의 숲길을 걸어야겠다고 생각했다.

한 달이 지나서 H친구에게 연락이 왔다. "골프 연습 잘하고 있지?" 헉. "나는 도저히 못 할 것 같으니 골프는 너네끼리 하면 좋겠어. 골프가 도저히 엄두가 안 나네." 그리고 나는 쉬거나 걷겠다고 말했다. H친구는 절대 안 된다 하며 지금 배워놓아야 나중에도 할 수 있고, 나이 들어 같이 어울리면서 재밌게 할 수 있는 운동이라 좋으니 그냥 7번 아이언만 칠 수 있게 배워오라고 하며 거의 반강제로 나를 몰아갔다. 그러면서 아무 걱정하지 말고 친구들이 머리 올려줄 때 기회로 생각하고 그날 골프 옷만 입고 오라고 했다. 나는 골프채도 없이 제주도로 골프 여행을 간 것이다. 어떤 채가 나와 맞을지 몰라 일단 골프장에서 임대해서 치기로 했다. 지금 생각하면 있을 수 없는 일이다. 이때는 골프를 너무 몰라서 7번 아이언만 2주가량 배우고 무조건 간 것이다. 그야말로 뭘 모르니 용감했다. 친구들은 골프용 신발, 티셔츠, 모자, 마커, 장갑 등 세세한 부분을 준비해주었다. 나는 무엇을 준비하는지 몰라 옷만 입고 갔다. 드라이버는 친구가 세미프로라 바로 현장에서 코칭해주어 치기 시작했다. 중학교 때부터 운동을 많이 했던 C친구가 그린에서 직접 지도를 해주었다. "그래, 그래. 잘하고 있어. 천천히 하나, 둘, 셋." 세미프로 친구는 샷을 할 때마다 못해도 칭찬해가며 가르쳐주었다.

친구들은 공만 띄워도 잘한다고 칭찬하며 나를 이끌어주었다. 그린이 연습장이고 첫 라운딩이었다. 온통 초록색 잔디를 걷고, 탁 트인 골프장에 있는 것만으로 행복했다. 정말 많이 웃었다. 친구들 덕분에 골프에 대한 두려움도 없어졌고 즐거운 여행이 되었다.

지금 생각하면 황당하고 겁 없는 행동이었다. 친구들 덕분에 골프를 접하면서 무엇이든 너무 어렵게 생각하지 말고 바로 도전해보는 것도 생활과 몸에 활력을 준다는 것을 느꼈다. 가끔씩 난생처음 골프 라운딩 한 사진을 보며 웃는다. 친구들 덕분에 무모한 도전이 생활의 활력이 되었다.

머리 부분에 다친 부분이 굳어지면서 후유증으로 목과 등이 굳어 있었다. 골프는 온몸을 쓰는 거라 18홀이 끝날 무렵이면 등의 굳은 부위가 풀려 기분이 좋아졌다. 선도 수련에서 몸 수련의 원리와 골프 스윙의 원리가 비슷했다. 마음을 차분히 내려놓고 가볍게 리듬을 타면서 스윙을 하는 것이 수련을 하는 기본 원리와 흡사해서 더욱 재미가 있었다. 골프 스윙의 세밀함도 하나의 재미다. 여전히 배워야 하고 익혀나가야 할 것이 많지만 하나씩 알아가는 재미도 쏠쏠했다.

공황장애가 갑자기 온 후, 내가 공황장애를 겪고 있다는 것 자체를 받아들이고 인정하기까지 쉽지 않았다. 나는 최선을 다해 살고 있었고, 누구보다 치열하게 일터에서 부딪히며 헤쳐나가고 있었다. 내가 가진 에너지보다 더 많은 양을 쓰며 넘치게 활동하고 있었다. 그러나 일상생활도 불편할 정도로 내가 무너졌을 때는 앞이 깜깜했다. 어차피 돌이킬 수도, 바꿀 수도 없는데 나를 있는 그대로 인정하기까지는 시간이 걸렸다. 나는 몸이 에너지를 찾아가면서 나를 그대로 볼 수 있었던 것이다. 나를 바라보려면 그만큼 자신을 볼 수 있는 힘이 있어야 한다.

어쩔 수 없는 내려놓음이 결국 나를 살린 것이다. 어떠한 일이 발생하더라도 나를 그대로 인정해야 그다음이 있다. 공황장애를 극복하는 길이 열린다.

나는 공황장애로 일하는 것이 힘들어도 일을 했어야만 했다. 말이 잘 안 나와 통화가 어려워도 전화를 해야만 했다. 일을 편안하게 즐기며 일을 하는 Z가 부럽기도 했다. Z는 일이 노는 거고 노는 게 일이라고 말하기도 했다. 물론 Z의 남편 사업도 잘되고 있다. 나처럼 한 달 한 달 스트레스를 받으며 일을 하는 것은 아니었다. 나는 한참 일이 재밌어질 때 다치면서 공황장애가 와 아쉬움이 많았다.

일을 즐기며 하는 사람 중에 매력적인 사람이 있다. 세계에서 일을 즐기며 하는 CEO 중에는 버진(vergin) 그룹 회장 리처드 브랜슨(Richard Branson)이 최고이다. 이번 7월에는 어릴 때 꿈인 첫 민간 우주여행을 성공시켰다. 그는 비즈니스란 사람의 관심을 사로잡는 것이라고 말하며 무언가를 창조하는 데 관심이 많다고 인터뷰를 했다. 그는 이제껏 정말 끝내주는 인생을 즐기며 살고 있다고 고백한다. 일이 노는 것이라고 말한 Z도 부러웠지만 인생을 즐기며 살고 있다는 리처드 브랜슨도 멋지다.

공황장애가 있는 상태에서 일을 하는 것은 매일 두려움을 느끼게 했다. 상담이 길어져 에너지 고갈로 쓰러질까 봐 걱정되었다. 고객 앞에서 아픈 티가 날까 봐 신경을 많이 쓰면서 내가 할 수 있는 최소의 일을 했다. 피할 수도 없고 뒤로 갈 수도 없어서 할 수 있을 만큼만 일을 한 것이다. 공황이 좋아지면서 나중에는 일을 최소로 하면서도 최대의 효과를 내고 있었다. 공황이 왔다고 일을 포기하지 않은 것이 얼마나 다행스러운지 감사할 따름이다. 무엇이든지 부딪히면 길이 있다.

공황장애가 있는 상태에서 무모하게라도 골프를 시작한 것은 잘한 것이다. 왜 세계의 많은 사람들이 골프에 빠지는지 차츰 이해가 되었다. 사람들은 골프를 삶의 드라마와 같다고 표현한다. 한 사람의 삶과 기질이 그린의 18홀을 도는 동안 드러난다. 위기를 어떻게 다루는지, 4인 플레이를 하다 보니 어떻게 사람을 대하는지, 힘을 많이 주고 플레이를 하는지, 시간에 쫓기면 규칙을 어기는지, 자신을 어떻게 생각하는지 한 편의 드라마를 보는듯하다. 자연 속에서 휴식과 운동을 같이 할 수 있어 금상첨화(錦上添花)이다. 나는 어느새 골프를 좋아하게 되었다.

골프를 갔던 것이 계기가 되어 나는 공황장애로 심리적으로 위축되기보단 지금의 상황을 더 편안하게 받아들이게 되었다. 일을 대하는 태도도 놀이를 하듯 즐기면서 하기로 마음먹으니 공황이 온 것조차 잊을 때가 있었다. 잘 치지 못하는 골프도 친구들과 넓은 잔디를 걷고 즐기는 순간 공황도 잠시 어디론가 사라진다. 이렇게 나를 대하는 태도, 일을 즐겁

게 하는 것, 행복한 마음이 들게 하는 것이 잠시여도 이런 긍정의 에너지
가 쌓여 공황의 힘든 에너지를 나로부터 점차 밀어냈다.

살아가면서 공황장애가 오더라도 세 가지를 하루의 생활 속에 다짐한
다.

인정하라! 어떠한 일이 발생하더라도.
일하라! 두려움이 있더라도.
즐겨라! 여건을 만들어서라도.

# 과감하게 약에 의존하지 않기로 결정했다

공황장애를 극복하는 방법은 여러 가지가 있다. 공황장애가 생기고 어떻게 극복할 것인지에 대한 첫걸음, 첫 선택은 중요하다. 첫걸음을 어떻게 내딛을지에 따라 공황장애를 극복하는 과정과 결과가 다르게 나타날 수 있기 때문이다. 나는 두 번째 쓰러졌다가 퇴원할 때 병원에서 정신과를 의뢰해보라는 조언을 들었다. 그런데 나의 마음속에선 "분명 다른 방법이 있을 거야. 약을 먹지 않고도 나을 수 있을 거야."라는 믿음이 있었다. 더군다나 간호대학 시절 정신과 병동으로 실습 갔을 때 정신병동에 입원해 있는 환자분들의 선한 눈빛과 마음대로 조절되지 않는 몸과 의식적인 행동들로 괴로워하는 모습을 보며 갈등이 생겼었다.

이 사람들은 무엇이 문제일까? 고민을 한 적이 있었다. 어떻게 보면 더 착하고 더 여리고 더 아파하는 사람들이었다. 그들은 사회부적응자라고 스스로 자책하기도 하였다. 치료의 과정을 길게 보고 대처하면 굳이 꼭 약을 먹어야 할까?

물론 정신과 병동에 입원할 정도로 증상이 심하면 약 처방을 받는 조절도 필요하다. 그렇다고 현재 약을 복용 중인데 갑자기 약을 끊으라는 것도 아니다. 이것은 내가 공황장애를 극복하는 과정에서 나온 생각이고 다르게 공황을 겪는 분은 약의 처방이 필요할 수도 있다.

정신과 의사는 환자가 가능한 한 빨리 심리적인 안정을 찾을 수 있게 약을 처방한다. 항우울제나 항불안제는 정신과에서 흔히 받는 처방약 중의 하나다. 그런데 놀라운 연구결과가 있다. 펜실베이니아대학의 제이 퍼니어는 6가지 연구결과를 평가해 우울증이 심각한 환자들에게서만 항우울제가 효과가 나타났다는 사실을 입증했다. 그리고 이런 약품을 처방받은 환자 전체 수를 고려할 때, 이들 가운데 25%정도만 긍정적인 효과를 보았다는 연구결과도 있다. 다시 보면 75%의 환자는 긍정적인 효과를 보지 못했다는 의미다. 또한 많은 환자가 부작용을 경험한다. 정신과 약이 좋다 나쁘다를 떠나서 한 사람의 치료 과정을 길게 보고 대처하면 굳이 꼭 약을 먹는 것만이 가장 좋은 치료 방법이 아님을 알 수 있다. 그러나 이건 선택이다. 약을 먹지 않고도 충분히 공황장애를 극복할 수 있다고 말하고 싶은 것이다. 내가 직접 정신과 약을 복용하지 않고 공황장애를 극복했기 때문이다. 나의 경우는 약에 의존해서 처음부터 공황장애를 극복하는 선택을 했다면 좀 더 힘든 상황 속에 있었을지도 모른다. 나는 모질게 선택해야만 했다. 엄마이고 돈을 벌어야 하고 공황장애도 극복해야만 했다.

정신과에 꼭 약을 처방받기 위해 가는 것은 아니다. 약 처방 말고도 집단 인지 치료를 받고 좋아진 경우도 보았다. 집단 인지 치료는 7~8명이 모여서 각자의 증상을 얘기하며 다른 사람의 증상을 객관적으로 보면서 자신의 증상을 보는 것으로, 과정을 통해 공황이 자신만의 고통이 아니라는 것을 알 수 있다. 그리고 다른 분들의 증상을 객관적으로 볼 수 있어 증상에 대한 편협된 시야를 바로 잡아주기도 한다. 그러나 공황장애의 근본적인 해결책은 아니다. 그래도 각자의 상황에 따라 약물치료와 인지행동치료를 받을 수도 있다. 하지만 약물치료도, 인지 행동치료도 받지 않고 공황장애를 극복할 수 있다고 말하고 싶다.


코로나로 많은 사람들이 힘들어한다. 사업가, 직장인, 특별히 소상공인, 학생도 모두 경제적으로도 생활 속에서도 불편함을 느끼고 있다. 수도권은 3단계에서 4단계가 적용되면서 6시 이후에는 2인까지만 식사하는 것으로 제한을 두고 있다. 코로나가 사람들의 심리 속에 스트레스로 다가온 지 1년 반이 다 되어가고 있다.

　며칠 전 후배 M은 딸 때문에 속상하다며 전화를 했다. 고등학교 2학년인데 우울증과 무기력이 와서 결국 학교를 자퇴하고 빵 만드는 걸 배우고 싶다 해서 학원을 보냈지만, 사람을 만나는 것이 무섭다고 하였다. 그러다 보니 집에서만 지내게 되어 안타깝다고 했다. 결국 2주 전에는 정신과에 약 처방을 받으러 갔다고 했다. 정신과에 가보니 자신의 딸 같은 아이가 의외로 많아서 놀랐다고 했다. 부모로서 책임이 무겁게 느껴진다며 울먹였다. 나는 엄마의 마음도 이해되고 딸의 마음도 이해된다. 나는 더 심했지만 지금은 건강해졌다고 말하며 내가 어떻게 극복했는지 이야기를 해주었다. 모든 것이 남의 일 같지 않았다. 무엇이든 도와주고 싶다는 생각이 들었다.


　공황장애로 힘들어봤기 때문에 공황장애로 힘들게 된 이야기를 들으면 마음이 아프다. 평범한 직장인이 어느 날 지하철에서 아무런 생각 없이 1시간을 앉아 있었다. 처음에는 어지러워 앉아 있었지만 그대로 시간이 가는 것도 어디 출구로 나가야 할지를 모른 채 앉아 있었다. 문득 정신을 차렸을 때 그는 알았다, 본인이 심각하다는 것을…. 어느 영화에나 나올 것 같은 이야기 같지만 바로 내가 아는 M팀장의 이야기다. 그는 그 뒤로 정신과 약을 복용하고 있다. 집안의 큰일로 스트레스가 길어지다 보니 본인이 공황이 생긴 것도 몰랐던 것이다. 정신과 약은 조절 중이라는데 업무를 하는 것에 지장을 받고 있다. 하루 만에 할 수 있는 일도 며칠씩 하고 있고 이명 현상이 생겨 집중이 안 된다고 했다. 가장으로서 집안의 법적 소송이 길어지면서 견디지 못하고 몸이 공황으로 신호를 보낸 것이다. 팀장은 지금 인생에서 공황이라는 터널 속을 지나는 중이다. 터널을 잘 나오길 진심으로 바랐다. 우리 주변에 잠시 눈을 돌리면 M팀장 같은 분이 의외로 많다.

정신과 처방약을 먹고 좋아져 약 복용을 멈추었더니 다시 공황 증상이 심해진 경우도 보았다. 장기간 반복적으로 약을 먹었다가 끊었다 하는 것은 근본적인 회복이 안 되어서다. 정신계통의 약만으로는 결코 근본적인 문제를 해결하지 못한다.

삶을 살아가는 우리들은 순간순간 스트레스를 받을 수 있다. 그리고 상처와 충격도 있을 수 있다. 다른 사람에겐 작은 일이 나에겐 커다란 아픔이 되기도 한다. 공황장애를 극복했다는 것은 이런 여러 가지 상황이 발생했을 때 대처하는 나의 태도가 달라진 것이다. 스트레스를 받을 수도 있고, 상처나 충격이 생기더라도 이것을 지혜롭게 잘 이겨내고 내일을 맞이하는 것이다.

어른들은 쉽게 "그래, 마음먹은 대로 잘 될거야." 하며 용기를 갖게 하는 말을 종종 해준다. 이 말대로 어떤 것의 결과를 바꾸고 싶다면 먼저 나의 마음 자세부터 바꾸면 된다.

나는 공황장애가 처음 시작되었을 때는 몸의 피부 색깔도 검었다. 척추를 따라 주변 피부와 엉덩이, 사타구니 등 피부는 검은빛을 띠었고 피부는 처져 있었다. 내가 사람들이 많이 가는 장소나 물건이 많이 있는 장소를 못 가서 생활의 제약을 받는 것처럼, 피부 색깔과 탄력도 달라져 있었다. 근육과 피부도 본래의 모습이 아닌 것이다. 거울로 뒷모습을 보고는 깜짝 놀랐었다. 마치 아무것도 할 수 없는 나이든 노인 같았다고 표현할 수 있다. 그런데 에너지가 회복되면서 좋아질 수 있다는 마음을 먹으니 피부의 검은 부위들이 없어지고 몸의 탄력이 돌아왔다. 지금은 힙 근육과 다리 뒤쪽 근육도 단단하게 탄력이 돌아왔다. 내가 어떤 마음을 갖고 공황을 대하는지에 따라 회복하는 것도 달라진다.

지난 시간을 돌이켜 보니 약에 의존하지 않고 공황장애 극복을 했다는 것이 얼마나 다행인지 모른다. 나도 공황장애 회복이 더딘 것 같아 답답했다. 끝없는 인내가 필요하기도 했다. 그런데 마음이 알려준 대로 따랐던 것은 결국 지혜로운 선택이었다.

우리는 하루의 일상 속에서도 여러 가지 선택을 해야 한다. 공황장애도 회복을 어떻게 할 것인지 선택해야 한다. 약에 의존하면서 치료를 할 것인지 자신을 믿고 과감하게 대처해나갈 것인지를 선택해야 한다. 선택후에는 우리는 몸에 대해 관심을 갖고 체력을 키워야 한다. 나와 같이 꾸준히 해온 몸 수련과 마음 수련은 공황을 극복하는 데 많은 도움이 되었다. 지금 나는 사회생활과 취미생활도 하며 더 활기찬 생활을 하고 있다. 아침과 잠들기 전 매일 꾸준히 하는 선도 수련도 진도가 나가 동작을 하면서 에너지를 순환하게 하고 에너지를 들어오게 하기도 한다.

공황장애를 회복하는 열쇠는 내가 찾아야 한다고 생각한다. 나만이 나를 제일 잘 알고 있기 때문이다. 오로지 나의 삶은 내 것이기 때문이다. 사회도, 의사도, 직장도, 가족도 결정할 수 없다. 정신과 약을 처방받아 먹을 것인지, 직장에 휴가를 내서 쉴 것인지, 선도 수련을 할 것인지…. 공황장애를 극복하는 방법을 선택하는 것도 오로지 나만이 할 수 있다.

나의 삶 속으로 들어온 공황장애, 삶 속에서 반드시 풀어낼 수 있다.

06

# 아픈 것과 건강하다는 것의 한 끗 차이

공황장애로 힘들거나 질병에 걸려 아프거나, 마음가짐을 어떻게 갖느냐에 따라 회복이 달라지는 것을 보았다.

디팩 초프라의 『마음의 기적』이란 책에 나오는 63세 엥겔스 부인은 황달 때문에 입원했다. 그녀는 담석 때문에 황달이 생겨 담석 제거술을 하기 위해 입원한 것이다. 그런데 막상 수술을 시작하여 배를 여니 담석이 아니었다. 담낭 암에 걸려 있었다. 뱃속 전체에 암이 퍼져 이미 간까지 전이된 상태였다. 결국 의사는 더 이상의 조치를 하지 않고 수술을 마무리할 수밖에 없었다. 의사는 딸에게 어머니의 병이 암이라고 알렸다. 딸은 "전 어머니를 잘 알아요. 암에 걸렸다고 말하면 바로 돌아가실 거예요." 딸은 의사에게 어머니는 암이라고 알리지 말 것을 간곡히 부탁했다. 의사는 환자에게는 암이라는 걸 알릴 수 없었다. 병원에서는 길어야 두 달을 넘기지 못할 것으로 생각했다. 그러나 여덟 달 뒤에 병원을 찾아온 엥겔스 부인은 암의 흔적은 물론 황달 증세도 없어졌고, 밝고 건강해보였다. 3년 뒤 정기 검진을 받으며 의사에게 "3년 전에 황달로 입원할 때 저는 암이라고 생각했어요. 그런데 선생님이 담석 제거를 했다고 해서 얼마나 안심했는지 몰라요. 그때 저는 마음속으로 다짐했어요. 다시는 병에 걸리지 않겠다고요." 그녀에게 암을 이겨내게 한 것은 수술이 아니라 그녀의 마음과 생각이다. 이렇게 엥겔스 부인의 기적 같은 사례를 우리는 종종 볼 수 있다.

기적은 멀리 있는 게 아니다. 내가 어떤 생각으로 병을 대하느냐에 따라 치료 효과가 다르다. 회복이 가까이 있을 수 있고 때론 멀리 있을 수 있다. 나는 공황장애를 극복할 수 있을까에 대한 두려움이 있었다. 더군다나 출근만 하면 쓰러져 몸과 의식이 분리되는 경험이 거듭 반복되었을 때는 두려움이 더 컸다. 그런데 나는 꼭 극복해야만 하는 현실이 있었다. 세 아이의 엄마라는 무게감이었다. 나의 의지보다 엄마라는 의지로 정신을 바짝 차리고 공황장애를 극복해야겠다고 다짐했다.

우리는 일상생활 속에서 끊임없이 여러 가지 문제와 여러 가지 생각들을 하며 살고 있다. 그러다 보니 건강할 때는 몸을 의식하거나 보지 않는다. 건강한 상태일 때는 몸에 대해 생각하지 않고 그냥 걸어 다니고, 운전을 하고, 일하고, 운동한다.

어딘가 아팠을 때만 몸을 본다. 그것도 아픔을 느낄 때나 병원에 입원할 정도까지 되었을 때 몸에 주의를 기울이고 정성을 들인다. 나도 충격과 머리를 다친 것으로 인해 공황장애가 왔을 때 비로소 몸을 보기 시작했다. 몸이 편하지 않거나 어딘가 아프다는 것은 몸이 나에게 말을 걸어오는 것이다. 아프다는 신호를 보내는 것이다. 몸이 보내는 신호를 무시하고 쳐다보지 않고 몸에 나타나는 전조 증상을 무시하다가 뒤늦게 암을 발견한 사례는 허다하다. 미리 대처했다면 수술을 피할 수 있는데 몸의 신호를 무시해서 결국 수술하게 되는 경우도 있다. 몸은 이렇게 아프다고 나에게 알려준다. 느낌이나 의식으로 아는 것보다 먼저 몸으로 신호를 보내는 것이다. 공황장애를 극복하는 과정을 겪으며 수련하는 동안 어떠할 때는 의식과 나의 느낌보다 몸이 먼저 반응하는 것을 경험하곤 했다.

한번은 일로 중요한 약속이 있어 아침부터 바쁘게 움직였다. 업체 미팅으로 한 단지 내에 여러 업체를 놓고 브리핑을 해야 하는 것이었다. 아침부터 과하게 움직이고 미팅에 대해 온 정신을 집중했다. 미팅 장소로 이동하는 중에 휴게실 화장실에 가려고 시동을 끄자마자 온몸에서 땀이 한 차례 났다. 피부에서 땀이 팍 솟았다가 빠지고 몸에도 힘이 빠져 잠시 차에서 쉴 수밖에 없었다. 쉬면서 보니 내가 오늘 중요한 미팅 준비로 지쳐 있었는데, 지쳐 있는 것조차 인식하지 못해서 증상이 발현된 것이었다.

몸은 땀으로 반응한 것이다. 이 땀은 더워서 나는 것은 아니고 몸이 내가 지쳐 있음을 인식하기 전에 알려준 것이다. 처음엔 이런 증상을 몰랐었다. 수련을 통해 알게 되었다. 몸은 반 박자 빠르게 알려준 것이다. 그때 차에서 쉬어주지 않았다면 중요한 미팅을 망칠 뻔했다. 공황장애로 아직은 힘든 시기라 지치면 말이 안 나오는 증상이 있어 늘 조심스러울 때였기 때문이다.

나는 공황장애가 온 초반에는 나의 몸 상태에 따라 생활 패턴이나 모든 것을 정해나갔다. 상담을 하다가도 뭔가 힘든 증상이 나타나면 빨리 끝낼 수밖에 없었다. 집으로 향하는 발걸음은 무거웠지만 어쩔 수 없는 결정이었다. 집으로 와서는 최대한 쉬어주며 이완을 하고, 나와의 약속인 수련을 반드시 하고 잤다. 처음에는 쓰러질 것 같거나, 힘이 뚝 떨어진 느낌이 들어 어쩔 수 없이 몸의 상태에 맞추었다. 나중에 수련하는 것이 진도가 나가면서 내가 인식하는 것보다 몸이 빠르게 반응하는 걸 알았다. 기운이 떨어지거나 쓰러질 것 같을 때는 식은땀이 났다.

나는 바로 몸이 쓰러질 것 같은 반응이 나타나면 일단 멈추고 몸의 상태에 따르는 것을 했다. 쉬어주면서 기운이 차오르길 기다리는 것이다.

이렇게 수련으로 몸이 달라져갔다. 생활하면서 힘들거나 피곤해지기도 하지만, 빠르게 컨디션이 회복되는 것을 경험하였다. 꾸준히 수련을 해오니 이제는 에너지 순환을 내가 스스로 조절할 수 있게 되었다.

건강한 사람이 아픈 사람보다 더 행복하다. 행복한 사람이 불행한 사람보다 더 건강하다. 그 사람의 생각과 마음 상태는 건강에 많은 영향을 미친다. 그래서 플라시보 효과가 환자에게 치료 효과를 준 경우가 많다. 설탕으로 만든 가짜 약으로 출혈성 궤양을 멈춘 연구 결과가 발표되기도 한다. 환자한테 가짜 약을 주면서 궤양 치료에 매우 효과적인 최신 약이라고 했더니 가짜 약을 먹은 환자 중 70% 이상 출혈성 궤양을 고칠 수 있었다는 발표도 있었다. 플라시보 효과는 가짜 약을 먹는 환자 자신의 생각과 믿음의 결과다.

생(生)과 사(死)는 항상 양면에 있듯 아픈 것과 건강하다는 것도 양면에 있다고 생각된다. 내가 어떤 생각을 하느냐에 따라 생(生)으로 가는 삶으로 건강하게 살아갈 수 있고, 또 다른 생각은 사(死)로 더 가깝게 갈 수 있다. 나의 경우도 공황장애로 힘들어 아프다는 생각 속에 빠져 있었다면 공황장애를 극복하는 것은 어려웠을 것이다. 더군다나 일을 계속해서 한다는 건 더욱더 어려웠을 거다. 모든 것은 내가 어떤 자세로 대하느냐에 따라 결과는 달라진다.

하루를 살고 밤에 잠을 자기 전에는 아기 같은 마음으로 최대한 이완하며 잠을 자는 것은 건강에 도움을 준다. 이완할 줄 알아야 건강한 삶을 살아갈 수 있다. 자연 속에 대우주의 순환이 있듯이 사람의 몸은 긴장과 이완, 음과 양의 순환이 있다. 그래서 긴장이 많은 생활이 길어지면 아프거나 번 아웃이 오기도 한다. 공황이나 정신적인 아픔이나 질병이 왔을 때 충분한 이완은 회복에 도움을 준다.

몸은 거짓이 없다. 처음에 다치고, 공황장애가 왔을 때 발 반사 치료를 한 후 처음으로 이완되어 침을 흘리며 잠을 잤다. 이완이 되어 잠들기 전에는 몸이 튕기는 반응이 나타났다. 몸의 순환이 안 되어 막혀 있는 것이 몸으로 이렇게 나타났고, 깊은 잠으로 들어가서야 튕기는 것이 멈추었다. 이완하기 위해 뜨거운 물에 편안하게 가만히 오래 있거나, 등을 바닥에 대고 다리는 벽에 올리고 엉덩이를 들었다 내리면서 척추를 하나씩 내려주는 것을 하기도 하고, 주열기로 근육을 풀어주기도 하며 이완을 했어야만 했다. 잠들기 전에 몸의 이완은 자연스러운 것인데 이렇게 배워서 할 수밖에 없었다. 몸의 이완이 되면서 비로소 수련도 제대로 할 수 있었다. "잠이 보약이다."라는 옛말이 있다. 잠을 자는 동안 몸은 이완한다. 그리고 회복된다.

부정적인 생각이 쌓이면 뇌 구조가 바뀐다고 한다. 뇌는 이용하는 대로 조금씩 변하게 되어있다. 긍정적인 생각을 많이 하는 사람은 매사에 긍정적인 태도를 보인다. 마음과 몸이 건강하고, 나이에 비해 젊은 사람들은 질병이나 노화에 대해서도 다른 생각을 하고 있다. 스스로를 나약하게 만드는 편견이나 고정 관념은 아예 없다. 활기차고 긍정적이라 몸에 정체된 에너지의 흐름이 없이 밝다. 수련을 열심히 하는 사람들의 모습을 보고 느낀 것이다.

대부분의 사람들은 '건강하다'란 의미를 알고 있는 것은 경험에서 비롯된 고정된 생각이 많다. '아프다'란 것도 마찬가지다. 무엇이 정상인가에 대한 생각을 바꾸기만 하면 된다. 스스로 행복하고 스스로 치유할 수 있다.

내 삶은 그 누구도 아닌 나 자신이 주인공이기 때문이다.

# 07

# 고정된 틀에서 벗어나라

'말은 저렇게 하는 거구나! 역시 멋져!'

나는 감탄을 연발하며 미국 법정 드라마를 본 적이 있다. 공황장애로 생활의 범위가 좁아지고 고객도 꼭 만날 분이 아니면 만남을 자제하고 있을 때 TV는 전혀 보지 않고 뉴스만 인터넷으로 보던 시기였다. 말이 안 나오는 시기도 있었지만 막상 말을 해야 하는데 스스로 자신이 답답하게 느껴질 정도로 말이 자연스럽게 나오지 않았다.

대학 친구 모임을 가더라도 몇 년 동안 말을 제대로 못 해서 주로 듣고만 있었다. 재밌게 이야기를 잘하는 E친구가 부러웠다. 무슨 이야기를 해도 재밌어 똑같은 유머 이야기를 E에게 다시 해달라 할 정도였다. 모임을 가면 이번에 E친구가 무슨 재밌는 이야기를 해주려나 하고 은근히 기대하곤 한다.

MRI에서는 나오지 않았지만 예전에 다친 것으로 인한 머리 어딘가 둔함이 분명 느껴졌다. 몸과 의식의 분리를 경험했던 나는 다시 몸과 의식의 균형을 조금씩 찾아가고 있었다. 고객을 만나더라도 계획했던 것 외의 것은 나를 바로 힘들게 했다. 말이 잘 이어지지 않는 증상도 있었던 것이다.

친구의 권유로 본 법정 드라마는 그동안 말에 대해 답답함이 있었던 내게 윤활유 같은 역할을 해주었다. 드라마를 보며 말을 다시 배웠다고 해도 될 정도였다. 매력 있는 여자 주인공은 법대를 나와 로펌에서 변호사로 일을 잠깐 하다가 결혼하면서 두 자녀를 키우며 검사이며 주지사인 남편 뒷바라지를 한다. 어느 날 남편의 외도로 마음의 상처를 입고 별거를 하면서 로펌에 이력서를 냈다. 젊은 변호사들과 경쟁하며 일을 다시 시작하는 드라마였다. 여러 상황 여러 일들을 변호하는 과정과 법정에서 변호하는 말들을 들으며 말이 새롭게 들어왔다. 사건 사고를 보며 사람들의 애환도 다시 보게 되었다. 한 사건을 검사의 관점과 변호사의 관점이라는 양쪽의 관점에서 보는 것도 나에게 타인을 생각할 때 각자의 입장을 보는 시야를 넓게 해주었다. 그리고 반전이 되는 사건 사고들을 보며 '나의 고정 관념은 뭘까?'를 생각하게 하는 계기가 되었다. 드라마에 나오는 사람들은 자신만의 고집과 고정 관념으로 사건을 볼 때는 잘 풀어나가지 못하는 것을 보며 각자 살아가며 스스로 만들어낸 고정된 틀이 보였다.

나이를 먹을수록 과거의 삶과 정보, 관습에 젖어 말을 하고 행동하는 것을 보게 된다. 우리의 말 속에 예전에 나는 이랬는데 예전에는….

나도 모르는 사이에 과거가 더 좋았다고 낫다고 말하고 있다. 나도 원망의 마음이 들 때면 예전에 건강할 때 나는 이랬는데 하는 과거 프레임을 가지고 있었다. 그리고 나이가 들수록 지나간 젊었던 시절을 그리워하기 때문에 지나온 시간에 얽매이기도 한다. 이런 생각 속에 계속 있었다면 나도 공황장애를 극복하지 못했을 것이다.

철학자 쇼펜하우어의 유명한 말이 있다. "사람은 현상 자체보다 현상을 보는 시각에 더 영향을 받는다." 이런 말을 처음 들을 때는 어렵게 느껴졌다. 우리는 각자의 삶에 치중해 있어 현상 자체를 보지 못하는 일들이 많다. 안 좋은 상황을 만나면 불평을 하고 운이 없다고 원망하기도 한다. 나도 처음 애들 아빠의 폭력과 분리, 공황장애를 이겨나가는 과정에서 모든 것이 원망스러웠다. 어떻게 보면 살다가 재수가 없는 일이 생긴 것이라 볼 수 있다. 그러나 재수가 없는 것보다 재수 없는 기분을 느끼는 것이 내게 주는 영향이 더 크다. 공황장애로 힘들다 느껴지면 속상한 감정과 과거의 경험으로 습관화된 것들이 툭툭 나온다. 이럴 때일수록 지금 현상을 제대로 알고 하나씩 해결해나가는 지혜가 더 절실하다.

처음에는 내 몸 하나 가눌 수 없어 속상한 감정조차 일어나지 않았다. 그나마 조금 정신을 차리고 나를 보았을 때 내가 안쓰러워 보였다. 빨리 회복해야 한다는 강박감에 쫓기는 듯했다. 내가 생각하는 나는 마음도 바쁘고 오래된 습관으로 살면서 체득된 고정 관념도 많았다. 이러한 것들을 갑자기 바꿀 수는 없다. 나에게 과거의 상처와 트라우마는 공황장애를 극복하기까지 계속 있었다. 그러나 몸 수련과 명상을 하면서 내 몸의 속도에 나를 맞출 줄 알면서 과거의 상처와 트라우마로부터 하나씩 벗어날 수 있었다.


고등학교 때 시를 유난히 좋아하는 국어 선생님께서 모죽 이야기를 해주셨다. 모죽 이야기를 듣고는 감격했던 기억이 있다. 그 이후 대나무가 심겨진 곳에 가면 왠지 기분이 좋아진다. 사시사철 푸름을 보여주는 것도 좋고 쪽 뻗어 오른 대나무가 선비의 기개를 자랑하는 듯하다.

대나무의 최고는 모죽(毛竹)이다. 모죽은 우리들의 삶과도 많이 닮았다. 모죽은 5년 동안 아무리 물을 주고 가꾸어도 싹이 나지 않는다. 5년이 지나야 죽순이 돋아나고 갑자기 하루에 80cm 이상 쑥쑥 자라나 30m까지 자라난다고 한다. 왜 5년 동안 자라지 않았을까? 땅을 파보니 뿌리가 사방으로 뻗어 나가 10리가 넘도록 땅속 깊숙이 자라고 있었던 것이다. 5년의 비밀을 모른다면? 4년까지 인내하다가 결국 포기한다면? 인내하지 못하고 그동안의 다른 식물들을 보듯 고정 관념으로 모죽을 봤다면 5년 뒤의 찬란한 결과를 못 봤을 것이다. 모죽은 그렇게 고정 관념을 버리는 것과 인내를 우리들의 삶 속에서 알려준다.

자신이 갖고 있는 잘못된 정보와 고정 관념으로부터 벗어나야 공황장애 극복에 도움이 된다. 각자의 삶과 생활이 달라 자신에게 맞는 방법을 찾아 극복해야 한다. 그래야 완치의 기쁨을 누릴 수 있다. 나도 모죽이 뿌리를 충분히 내릴 때까지 인내가 필요했듯이 나의 에너지가 완전히 회복되기까지는 남모르게 울고 인내했다. 에너지가 완전히 바뀐 것을 느낄 때가 있었다. 혼자 명상을 하는데 눈물이 앞을 가렸다. "이제는 살아났어.", "나는 이제 예전보다 건강해졌어." 감사의 눈물과 감격으로 벅찼었다.

나는 에너지가 완전히 회복될 때까지 5년이 걸렸다. 물론 공황장애가 심할 땐 제약이 있었지만 사회생활과 내가 할 수 있는 것들은 해왔다. 이런 시간 속에는 다른 사람들이 나를 잘 몰라 속도 상하고 힘들었다. 그러나 지금의 나는 선도 수련과 명상을 장소와 시간에 제약을 받지 않고 평생 할 수 있는 비장의 무기를 얻었다.

말을 하거나 글로 쓰는 것은 쉽다. 정작 내가 바뀌는 것은 얼마나 어렵던가? 오래된 관습과 고정 관념으로 처음엔 두려움이 있었다. 나는 하루의 일상이 바뀌어야만 했고, 공황을 극복해야만 하는 절실한 숙제가 있었다. 꼭 많은 고객을 만나야, 실적이 올라야 고정된 수입이 있다고 생각했었다. 몸이 내 마음대로 되지 않아 할 수 없이 나의 컨디션에 맞는 하루 일정을 만들어야만 했다. 돈은 벌어야 하는데 이 방법이 맞는지, 그럼 이렇게 고객을 많이 만날 수 없는데 어떻게 해야 하는지, 수입이 줄면 어떻게 해야 하지 하고 여러 가지 고민을 많이 했었다.

하지만 나는 할 수 없이 모든 일정을 나의 컨디션에 맞추었다. 그런데 시간이 지나고 달이 바뀌면서 수련과 명상으로 몸이 건강해지고, 일도 원하는 대로 되어가는 걸 보며 편협되고 관념에 박혀 있던 나의 생각을 전환할 수 있었다. 두려웠지만 해보니 바라던 대로 되는 것을 경험했다. 공황장애가 생기기 전 일을 집중해서 많이 할 때는 의식으로 끌어당겨서 일을 잘하려고, 고객한테 잘 보이려고 애를 썼었다.

지금은 그냥 나에게 주어진 한도 내에서 나의 에너지에 맞게 일도, 수련도 해나가고 있다. 마음도 편안해지고 이렇게 매일매일 달라지고 있는 것에 감사할 따름이다. 에너지가 채워지면 나한테 있는 부정적인 정보들도 긍정적으로 바뀌었다. 아침에 일어나 기운이 없거나 컨디션이 안 좋더라도 바로 생각을 전환하려고 한다. 이렇게 마음속으로 또는 소리 내어 외치기만 해도 긍정의 에너지가 샘솟는 하루를 살 수 있다.

공황장애 증상이 나아지면서 매일 습관처럼 하는 것이 이거다.

나는 매일 달라지고 있다!

나는 매일 성장하고 있다!

나는 매일 감사하고 있다!

나는 매일 기분 좋게 웃고 있다!

나는 매일 건강해지고 있다!

나는 매일 하루를 즐기고 있다!

매일 아침 마음속으로 크게 외친다.

우주를 향해서….

# 08

# 혼자여도 행복한 시간을 가져라

하루 24시간 중 온전히 나를 위하는 시간은 얼마나 될까? 나는 혼자여도 행복한 시간을 가지기로 했다.

셋째 딸을 낳고 컨디션 회복이 안 되어 고생했었다. 산후 우울증이 왔나 걱정되었다. J언니는 등산을 같이 하자고 제안했다. J언니는 등산을 한 지 10년 넘었고 산행을 하면서 건강을 찾았고, 본인도 우울증과 약한 체력을 등산을 통해 건강해졌다고 했다. 건강이 좋아진다는 말에 등산을 시작했다. 소풍 가느라 산 초입 정도 가본 정도지 등산은 처음 해봤다.

첫 산행은 도봉산의 쉬운 코스를 정해 걷기 시작했다. 등산 초기엔 만남의 광장에서 만나자마자 "언니, 오늘 내가 컨디션이 안 좋아 간신히 왔으니 조금만 가자." 하며 애들처럼 떼 아닌 떼를 썼다. J언니는 본인도 산행 처음에는 산 중턱까지 너무 힘들어 다시 돌아가고 싶었다며 등산하는 방법을 자세히 알려주었다. 몸이 풀릴 때까지는 천천히 올라가고 그 뒤부터 속도를 내어갔다. 산을 오르며 어느 정도 걸었을 때 뻑뻑했던 몸이 풀리고 어느새 "언니, 오늘은 정상까지 가보자." 하게 되었다. 처음 만났을 때와는 다르게 기분도 좋아지고 즐거웠다. 그렇게 일주일에 한 번씩 등산하는 방법을 배우며 산행한 지 10년이 넘었다.

　J언니와 산행하며 일주일간의 사소한 일들을 얘기하고 깔깔 웃다 보니 스트레스가 풀리고 땀도 흘려 개운했다. 한참 산행에 재미를 붙여 산을 보면 등산을 하고 싶어질 정도였다. 재취업 후에는 J언니와 시간이 맞지 않아 가벼운 코스를 혼자 간 적이 있다. 처음엔 무서웠고 낮에 사람들이 많이 가는 산행 코스인데도 주변을 살피게 되었다. 산의 흙을 밟으며 나무 사이를 걸으니 어느새 자연 속에 푹 빠져 아무 생각이 없어지고 비워지는 기분이었다. 일주일간의 복잡함이 어디론가 날아가는 듯했다. 언니들과 떠들며 산행하는 것과는 달랐다. 침묵하며 걸으니 일주일간의 일들이 머리에서 정리되고 중간중간 쉴 때 계곡에서 불어오는 바람이 땀을 식혀줄 때 바람 맛은 행복 그 자체였다. 계곡의 바람을 직접 느껴봐야 알 수 있는 것이다. 멀리 북한산을 보고 있으면 언제든지 산행을 하고 싶었

다. 재취업 후에도 일주일 중에 하루는 피곤하고 할 일이 쌓여 있어도 만사를 제쳐 두고 북한산과 도봉산을 산행하려고 노력했었다. 산이 주는 자연의 에너지를 나도 모르게 느끼고 있었던 것이다.

공황장애가 생기고 나서는 등산은 할 수 없어 북한산 둘레길을 걸었다. 산에 대한 좋은 추억이 있어 퇴원 후 집에 있을 때 운전을 못 하면 택시를 타고 가서라도 둘레길을 걸었다. 처음엔 기운이 없어 천천히 걸었다. 멀리 산을 보며 "언제고 다시 갈 수 있겠지. 희망을 품고 산 정상에서 하늘을 보는 재미와 서울 시내가 한눈에 들어오는 것을 다시 볼 수 있을 거야." 위로하며 걸었다. 혼자 산행을 해본 경험이 없었다면 산 근처 둘레길을 걸을 생각도 못 했을 것이다. 산이 좋아 산 근처에 있는 둘레길을 걷고 또 걸었다. 걷는 것조차 힘들었던 나였지만 조금씩 걷는 양을 늘려가며 걸었다.

처음엔 먼 산만 보이고 아무것도 안 보였다. 주체할 수 없는 몸과 마음이 주변을 못 보게 했다. 천천히 걷는 나 자신을 받아들이는 일조차도 쉽지 않았다. 잘나가는 대기업의 임원 신랑을 둔 친구가 부러웠다. 남편이 사업을 성공해서 여유 있게 사는 딸의 학교 학부모도 부러웠다. 걷다가 지나가는 다정한 부부를 보면 몇 번을 쳐다보게 된다. 공황장애로 혼자 걷고 있는 나는 하염없이 마음이 위축되었다. 공황장애로 인해 나의 삶이 뒤쳐져 있는 것 같았다. 누군가의 위로를 기다리는 심정이었다.

그런데 나는 어쩔 수 없는 상황 속에서 내가 지금 할 수 있는 것은 아무것도 없다, 지금 그냥 걷자, 현재 나를 있는 그대로 오롯이 받아들이자. 이런 마음으로 걷다 보니 주변의 자연이 들어오기 시작했다. 흙을 밟으며 천천히 걸으니 기분도 좋아졌다. 주변의 나무와 풀과 바위가 보이기 시작했다. 가끔씩 들리는 새소리와 피부를 스치는 바람이 느껴졌다. 전체적인 컨디션이 좋아질수록 둘레길에서 만난 작은 풀, 작은 꽃들이 정겹게 들어오기 시작했다. 내가 건강해져 좋아지는 것도, 내가 나빠지는 것도 모두 나에게 달려 있다. 내 마음을 스스로 다독이며 걸었다. 자기 자신을 바라보는 관점과 생각이 변화해야 달라질 수 있다는 것을 둘레길을 걸으며 알 수 있었다. 이런 빈 마음가짐이 혼자 걷는 걸음걸이를 충만하게 바꾸기 시작했다.

그동안 살아오면서 애들에게, 직장 일에, 주변 사람들에게, 나는 어디 있는지 모르고 밖으로만 쏠려서 살아왔다. 밖으로만 쏠려 있던 것이 원인이 되어 공황장애로 아무것도 못하면서 비로소 둘레길을 걷고 있는 나를 보게 된 거다. 밖으로만 쏠리던 의식을 거둬들이고, 이제는 안에 있는 나를 보기 시작한 것이다. 자연과 동화되는 나는 혼자여도 심심하지 않았다. 혼자여도 충만해지고 있다. 이런 마음이 든 것은 몸 수련을 하며 몸의 에너지에 대해 이해하면서부터다. 둘레길을 걷는 걸음이 조금씩 가벼워졌다.

수련은 일주일에 한 번 모여서 하고 나머지 시간은 나의 상태에 따라 알려준 것을 집에서 해나갔다. 혼자서 해야 하는 시간이 많아 오히려 마음은 차분해졌다. 처음엔 수련을 한다기보다 몸을 보며 버티는 시간이라고 표현하는 게 맞을 정도로 시간을 그저 버티고 있었다. 단 20분이라도 명상을 시작한 것이다. 많이 서툴지만 누구의 방해도 받지 않는 시간은 나를 더 바라보는 시간이 되었다.

예전에는 혼자 있으면 심심한 느낌이 들어 친구에게 전화를 걸거나 약속을 해서 만나거나 뭔가를 해야 괜찮다 여겼고 심심하지 않으려고 뭔가를 찾고 있었다. 그래야 나의 존재를 드러내고 있다고 생각했다. 혼자 있는 공간은 불안했고, 두려워했는지도 모른다. 하지만 지금은 혼자서 걷고 혼자서 수련하고 있다.

아침에 일어나 주열기로 이완하고 하루에 하나씩 나를 위하는 것을 하기로 했다. 에너지를 많이 쓰지 않고 나의 컨디션에 맞게 할 수 있는 것을 하기로 마음먹었다. 스스로 나를 사랑하는 것이 나를 진정 위하는 것이고, 공황장애로부터 나를 살리는 것이라 여겨졌다.

오늘 당장 작은 것이라도 기분 좋게 나를 위하는 것 하나를 아침에 정해 실행하기로 했다. 그동안 일이 바빠서 돌보지 못해 반 이상 죽은 화분에 물을 주었다. 베란다의 큰 화분 몇 개와 다육식물 몇 개가 살아 있었다. 화분에 있는 식물들도 관심과 사랑이 필요하다. 나처럼.

아침에 일어나면 베란다 화분에 눈이 갔다. 몇 년 동안 화분에 이런 식물들이 있다는 걸 까맣게 잊고 있었다는 것을 알았다. 어쩌다 물을 주긴 했어도 관심을 갖고 식물을 보니 다육이 색깔이 달라지기 시작했다. 단순히 물을 주는 것만이 아닌 관심만 주어도 이렇게 달라지는구나!

나도 몸 수련을 하며 나의 몸을 보기 시작하니 조금씩 풀려나갔다. 나 자신한테도 관심 두기를 하고 있다. 어렸을 때는 어딘가 아플 때만 관심을 두었었다. 배가 아프면 외할머니께서 배를 쓸어주시는 관심에 따듯한 사랑을 느꼈다. 긴 시간 동안 진심으로 나를 보지 않고 살았다.

베란다의 식물들에 관심을 쏟듯이 내 몸에도 관심을 두고 보기 시작한 것이다. 몸 이완하기를 배운 것을 집에서 하고 있다.

막연한 계획만 세우는 것이 아니라 나를 위해, 오늘 행복하기 위해 하는 작은 것 하나라도 오늘에 실천하기로 했다. 오늘은 아침부터 빈 화분에 다육이 몇 개를 더 사기로 마음먹고 둘레길을 걸으러 갔다. 화원에서 노란 후리지아가 눈에 띄었다. 나를 위한 행복을 위해 오늘은 꽃을 사기로 결정했다.

노란 후리지아를 안은 나는 행복한 마음이 들었다. 그동안 고객의 개업이나 생일에 화환을 보냈었다. 예쁜 화환을 포장하는 것을 보며 나도

저런 꽃을 받으면 얼마나 좋을까 하고 생각하며, 대리만족을 하면서 선물을 주었었다. 그런데 오늘은 나를 위해 꽃을 샀다. 노오란 후리지아의 꽃말은 "당신의 시작을 응원합니다."이다. 나는 "나의 행복 출발을 응원합니다."라고 마음속으로 후리지아 꽃을 보며 말했다.

지금 여기에서 나는 나를 위한 행복해지는 연습을 하고 있다.

PANIC DISORDER

# 불안과 공황에서 벗어나는 8가지 방법

4장

# 마음 신호에 귀 기울여라

"언제까지 이렇게 바쁘게 일을 해야 하는 걸까?" 출근길에 빨간 신호로 바뀌면 못 다한 화장을 마무리하며 한 번씩 툭 하고 입에서 나오던 말이다.

나는 공황장애가 오기 전까지는 모든 것을 일 위주로 생활했었다. 어떻게 하면 실적을 올릴 수 있을까? 어떻게 하면 수입을 늘릴 수 있을까? 이런 삶 속에는 금요일이면 금요병처럼 퇴근길에 쓸쓸함이 밀려오곤 했었다. 늘 뭔지 모를 불안감이 있었다. 작은 심적 불안부터 밤을 지새는 큰 불안감까지 알게 모르게 걱정과 근심으로 스트레스를 안고 살고 있었다. 갑자기 공황장애가 왔을 때는 초조함과 피해의식, 압박감, 마음의 상처, 몸과 의식의 분리 등 감당하기 힘든 상황이었다.

그런데 이런 상황이 오고 나서 그때야 몸과 마음이 보내는 신호를 알게 되었다. 굳었던 몸의 감각들이 살아났을 때 몸이 계속 나를 향해 신호를 보낸 것을 알게 된 것이다. 몸과 마음은 끊임없이 신호를 보냈는데 정작 나는 공황장애로 쓰러졌을 때 알았다. 갑자기 찾아온 공황장애는 나를 다시 바라보며 챙기는 시간을 내게 주었다.

누구에게나 몸의 감각이 있다. 남자보다 여자는 감각이 하나 더 있다고 말한다. 남자는 오감이 있고, 여자는 육감이 있다고 말을 하기도 한다. 몸의 감각 깨우기를 하면 에너지를 회복하는 감각도 생기고 몸과 마음이 건강해진다. 현대 생활의 복잡함 속에서는 조금씩 감각 찾기를 해야 본래 가지고 있던 감각의 느낌을 찾을 수 있다. 본래부터 누구나 가지고 있던 감각인데 찾으려고 해야 찾을 수 있는 시대가 된 것이다.

몸에는 오감이 있듯이 우리에겐 또 다른 감각도 있다. 그래서 위기가 왔을 때 발휘하기도 한다.

지금도 잊히지 않는, 아버지가 전해주신 일화가 있다. 나보다 세 살 위인 오빠가 두 돌 지나 아장아장 걸음을 걸을 때 일이다. 얼굴도 탐스럽고 건강해서 엄마가 업고 나가면 아이를 보는 사람들이 "고놈 잘 생겼네. 장군감이야." 하며 칭찬했다고 한다. 군 생활을 하시는 아버지는 강원도 서

하라는 마을로 이사를 했었다. 앞마당에서 놀던 아이가 갑자기 사라진 것이다. 엄마는 노는 것을 보다가 잠시 뒤뜰에 갔다 왔는데 그사이에 아이가 사라져 온 동네를 뒤지며 아이를 찾았다. 엄마는 아버지가 퇴근하기 전까지 온 마을을 샅샅이 뒤지며 집집마다 들러 "아이가 여기 왔냐"고 물어보며 간절히 찾았지만 찾지 못하고 있었다.

동네에는 커다란 기와집이 있었다. 그 기와집은 손이 귀한 집이라고 소문이 나 있었고 아버지는 그 집으로 가서 아이를 못 봤냐고 물었지만 못 봤다고 했다. 밤이 다 되었는데도 오빠를 못 찾아 속이 타들어갔다. 아이를 못 찾은 엄마는 실신 상태였다. 그런데 아버지는 마음속에 꼭 그 기와집에 애가 있을 것 같은 예감이 들었다 했다. 다시 찾아가니 아이는 없다면서 대문을 닫으려 했지만, 아버지가 대문을 박차고 들어가 오빠 이름을 크게 "은광아, 은광아." 하며 몇 번을 부르니 안에서 오빠가 대답해서 찾았다는 이야기를 들었다. 하마터면 오빠를 영영 못 볼 수도 있었던 일이었다. 아버지는 놀라셨는지 이때의 일을 종종 얘기하셨다.


정신이 건강해야 몸이 건강하고, 몸이 건강해야 정신이 건강하다는 말이 있다. 몸과 마음과 정신은 연결되어 있다. 이런 연결을 몸으로 알 수 있는 바라봄 명상을 해보기를 권한다.

감각을 깨우기를 하는 것 중에 내가 했던 것을 소개한다. 간단하기도 하고 바라보는 명상이 깊어질수록 에너지의 차원도 달라진다. 이 단계는 처음 명상을 하는 단계이다. 편안한 곳 어디나 가능하다.

　둘레길 나무 아래 가만히 앉는다.
　(가부좌를 틀고 앉아 손은 음과 양을 맞추어 무릎 위에 놓는다. 여자는 오른손 손바닥이 위로, 왼손은 손바닥이 아래로, 남자는 오른쪽 손바닥이 아래로, 왼손 손바닥은 위로 놓는다.)
　자연의 냄새와 바람을 느낀다.
　이제부터는 어느 것에도 집중하지 않는다.
　편안한 마음으로 바라본다.
　그냥 나의 몸 피부 바깥쪽을 바라본다.
　호흡은 신경 쓰지 않는다. (자신의 몸에 맞게 자연스럽게 호흡은 된다.)
　한 번씩 피부보다 더 바깥쪽 공간을 본다.

　이렇게 보는 것은 모두 직접 보는 것이 아니라 마음과 의식으로 보는 것이다.
　일정한 시간이 지나면 머리에 있던 기운들이 발치로 차분히 내려가며 몸도 마음도 편안한 상태가 된다. 바라봄 명상은 마음을 열고 가볍게 몸을 보는 것이다. 음과 양의 순환으로 에너지가 들어오고 나가기도 한다.
　이렇게 자연 속에 앉아서 할 수 있고, 집의 방에서 조용히 앉아서 할 수도 있다. 때론 발바닥을 의식하며 걸으면서도 할 수 있다. 바라보는 명상을 꾸준히 하다 보면 누워서도 할 수 있다. 장소의 제약을 받지 않고 할 수 있어서 좋다.

몸의 감각을 깨울 때 마음이 몸을 보고 있는 연습을 하다 보면 몸을 관찰하는 관찰자 의식이 생긴다. 생활 속에서나 외부에서 일어나는 복잡함에 동요되지 않고, 복잡하고 힘든 일들도 관찰자의 의식으로 볼 수 있다. 어떤 일이든 감정에 휩쓸리지 않고 객관적으로 보는 힘이 생긴다. 살다 보면 누구나 일이 잘못되거나, 상처, 분노, 상실감으로 감정이 올라오며 두려움이 생길 때가 있다. 이럴 때일수록 바라보는 명상을 연습해두면 몸의 에너지장이 바뀌어 하나의 감정에 쏠리지 않는다. 마음과 의식으로 가장 빠르게 에너지를 바꿀 수 있다.

처음에는 명상을 제대로 하는 것이 많이 힘들었다. 그래서 십 분 앉아 있는 것도 어려웠다. 하지만 점차 시간을 늘려서 바라봄 명상과 관절 풀기, 이완하기, 동작으로 순환하기 등의 수련을 꾸준히 한 것이 공황으로부터 나를 살렸다.

자연 속에 머물기를 하면 에너지 회복에 도움이 된다. 자연은 활동과 휴식을 반복하며 순환한다. 이런 활동과 순환으로 우리는 사계절의 변화를 만난다. 봄이면 싹 트고 꽃피고 열매를 맺는다. 모든 자연 속에는 리듬이 있다. 많은 만성우울증에 시달리는 환자들이 자살 충동을 느끼는 계절도 겨울이다. 그만큼 자연과 함께 사는 우리들은 낮과 밤 그리고 계절의 주기에 영향을 받고 있다.

자연 속에서는 몸의 긴장을 더 편안하게 풀 수 있다. 자연 속에서는 콘크리트벽 안에 있는 것보다 보이지 않는 저항이 줄어 있다. 사람은 자연 속에 있으면 편안하고 행복하다.

예전에 〈생로병사(生老病死)의 비밀〉이라는 TV 프로그램에서 암으로 시한부 인생을 선고받은 사람이 그동안 못 갔던 산을 하나씩 등산하다 보니 어느새 암이 없어지고 완쾌되었다는 것을 본적이 있다. 이렇게 자연은 본래 모습으로 돌아가게 하는 힘이 있다. 자연의 회복력은 대단하다.

현대인은 자연의 리듬에 따르지 않고 시간을 자유롭게 조절해서 삶을 살아간다. 일하고 싶을 때 일하고, 밤과 낮을 가리지 않고 생활한다. 과일이나 채소도 계절과 상관없이 원하는 음식을 먹고 있다. 언제 어디서든지 인터넷을 통해 TV 시청과 유튜브, 음악, 게임을 즐길 수 있다. 그러다 보니 현대인들의 생활은 자연의 리듬에 따르지 않으므로 생기는 질병도 있다. 현대를 사는 사람들은 많이 먹어서 병이 생긴다고들 의사들은 말한다. 너무 많이 먹고 너무 바쁘게 일을 한다. 자야 할 시간에 일하는 경우도 많다.

자연의 리듬처럼 활동과 휴식은 우리들의 생활에서도 필요하다. 나는 어쩔 수 없는 멈춤으로 어쩔 수 없는 여유를 가지면서 몸과 마음의 신호에 귀를 기울일 수 있었다. 나의 몸의 리듬을 회복한 것이다. 자연은 계절의 변화에 순응하여 왕성한 활동을 하지만 휴식을 하기도 한다. 이런 자연의 리듬을 몸에서도 찾으면 질병도 공황장애도 없을 것이다.

수련을 하는 해가 더할수록 자연의 혜택에 감사함이 생긴다. 과일 하나를 먹어도 고유의 맛이 느껴진다. 그러면서 저절로 감사가 우러난다.


몸도 마음도 건강한 삶을 살기 위해서는 몸과 마음 신호에 귀를 기울여야 할 때다. 혹자는 영성의 시대가 되었다고 말한다. 누구나 가르쳐주지 않아도 알 수 있는 것이 있다. 본래 자신을 찾기 원하는 마음이다. 본래의 자기는 바로 옆에 있다. 본래의 모습을 찾아가라고 몸과 마음이 보내는 신호에 귀를 기울이기를 권한다. 단순히 알고만 있으면 소용없다. 알고 있는 것을 하루하루의 삶에서 실천하는 것이 더 소중하다.


우리는 삶을 다하는 순간까지 건강한 삶을 살아갈 수 있다.

# 잠깐의 멈춤, 충전하는 시간을 가져라

하루의 생활 속에 불필요한 감정과 생각이 자기 자신을 힘들게 한다. 이런 복잡한 마음으로 하루가 어떻게 지나가는지 모를 때가 있었다. 그러다 보니 무엇이든 서두르는 습관이 있었다. 공황장애가 오기 전에도 내가 갖고 있는 에너지보다 더 많이 쓰면서 일을 했던 때다. 그러다 보니 마음은 늘 급했고, 나도 모르게 서두르는 일들이 많았다. 하나라도 더 성과를 내기 위한 몸부림이었다. 그래야만 된다는 압박감이 있었던 것이다.

앞만 보고 더 갔으면 번 아웃 되었을 것이다. 번 아웃 바로 전에 다치면서 공황장애가 생겨 모든 것을 멈출 수밖에 없었다. 그런데 이런 멈춤으로 인해 나를 바라본다는 것과 기다림이 무엇인지를 알게 된 것이다. 공황장애가 왔을 때는 모든 것을 멈추고, 다시 나를 보는 시간, 나를 위한 온전한 시간이 절실히 필요했다.

나는 모든 것을 멈출 수밖에 없었던 6개월의 시간이 있었다. 의식과 몸이 분리되는 상황이 발생해서 입원과 퇴원을 반복했었다. 내가 원했던 시간은 아니었지만, 병원에 입원해 있으면서 지금 나한테는 나를 위한 시간이 필요한 것을 알았다. 나를 위한 멈춤의 시간이 절실했다. 잠시라도 무언가를 하지 않으면 안 되는 습관까지 버려야 하는 멈춤이 필요했다. 어쩔 수 없는 생활의 멈춤이 에너지를 회복해주었다. 그리고 수련을 통해 에너지를 순환하는 것을 몸으로 익히게 되었다. 공황장애로 인해 빨리 회복해야 한다고 마음이 급해질 수도 있다. 그러나 멈추고 충전하는 시간을 가져라. 멈추고 충전하는 시간은 결국 공황장애나 정신적인 문제들을 더 빨리 회복하게 도와준다. 멈춤은 나에게 꼭 필요한 시간이었다.

큰딸이 초등학교 때 가족 모두 스키를 배우러 간 적이 있었다. 나는 어렸을 때 스케이트를 많이 타서 스키는 왠지 자신 있었다. 애들만 레슨을 받기로 하고, 나는 스키를 신고 바로 첫 번째 코스를 내려가는 무모한 도전을 했었다. 제일 쉬운 코스인데도 막상 내려가려 하니 겁이 났다. "균형만 잘 잡으면 돼." 스스로 용기를 북돋우며 눈 덮인 산비탈을 쏜살같이 내려왔다. 스키를 타고 내려온 게 아니라 거의 구르면서 내려온 것이다. 제일 중요한 멈추는 기술을 익히지 못해 일어난 불상사였다. 온몸이 쑤시고 멍까지 들었다. 다시 밑에서 멈추는 것을 배웠다. 멈추는 것을 익히니 균형 잡는 것도 속도 조절하는 것도 감이 왔다. 멈춤을 연습하고는 제대로 스키를 탈 수 있었다. 애들은 그때의 일을 얘기하며 가끔 나를 놀린다. 엄마의 용기라면서….

우리의 삶도 멈출 줄 몰라 넘어지고 쓰러진다. 스키를 잘 타려면 멈춤을 익혀야 하는 것처럼 건강하게 살아가려면 때론 멈출 줄 알아야 한다.

어쩌면 알면서도 못 지키는 게 현실이기도 하다. 나는 공황장애라는 어쩔 수 없는 멈춤으로 비로소 나를 바라볼 수 있었다. 멈출 줄 아는 사람만이 진정한 아름다움을 여유롭게 음미할 수 있다. 아무리 바빠도 휴식을 즐기는 사람이 되어보기를 권한다.

멈추고 나면 바라보게 된다. 일상이 바빠서 마음이 바빠서 보지 못했던 것들이 멈춤으로 보여진다. 편안한 가운데 바라보기는 감정이 일어나지 않고 생각도 멈춘, 순수하게 그 자체를 바라보는 것이다. 이런 연습은 수련할 때 바라봄 명상을 할 수 있다. 바라봄 명상은 어디에서든 할 수 있다. 길을 걷다가도, 산행을 하다가도, 바다를 무심히 보면서도, 아파트 산책하다가도, 잠깐 시간을 내어 10분 이상 몸 전체를 바라보며 할 수도 있다.

멈춤의 방법들은 여러 가지가 있다. 자신에게 맞는 방법, 상황에 맞는 것을 해보면 된다.

아무 생각 없이 하늘 보기, 침묵이 나를 진정시킨다.
걷기, 걷기는 몸의 리듬 속에 몸도 마음도 회복된다.
명상, 자신을 제대로 볼 수 있다.
자연 속에 머물기, 에너지가 회복된다.

콘크리트 벽 속, 도심의 문명을 떠나 핸드폰 정보의 호수를 떠나 나무, 물, 새, 구름, 하늘, 별을 보는 것은 자연의 말 없는 질서 앞에 귀를 기울이는 시간이고 나를 정화하는 시간이다. 자연과 하는 보이지 않는 소통은 새 힘을 준다. 지쳐 있는 에너지가 회복된다. 공황장애가 오기 전에도 가끔 "아! 도시를 떠나고 싶어." 이런 말을 나도 모르게 내뱉고는 했다. 일로 스트레스나 감정이 올라오면 떠나고 싶다는 말을 나도 모르게 했었다. 주말이면 시내에 가는 것을 꺼렸고 등산을 좋아했었다. 공황장애를 극복하고 선도 수련을 하며 왜 이런 마음이 들었는지 알 수 있었다. 나보다 몸은 이렇게 말하고 있었던 것이다. "몸의 치유가 필요해. 마음의 치유가 필요해." 나에게 필요한 것을 나도 모르게 표현하고 있었던 것이다.

코로나19로 인해 집, 회사, 학교, 길을 가더라도 어디서든 마스크를 써야 하고, 방역수칙을 지키느라 어쩔 수 없이 인원 제한으로 만남에 제한

이 생겼다. 사람들은 어쩔 수 없이 적응해가고 있다. 하지만 경제에 대한 불안과 답답함은 늘어나고 있다. 삶의 커다란 변화를 받아들이려면 적응할 수 있는 에너지가 필요하다.

팬데믹(pandemic) 시대에 캠핑을 가는 사람들이 늘었다. 자연 속에서 에너지를 받고 힘을 얻는다. 자연은 모든 것에 순응한다. 침묵으로 알려주는 자연의 치유가 필요한 시기다.

자연에 순응한 몸을 가진 아르헨티나 출신의 명상가이며 호흡식가인 빅토르 뚜르비아노는 들고 나는 호흡을 밥처럼 마시고 액체나 고체로 된 음식을 먹지 않는다. 우리나라도 여러 차례 방문한 적이 있다. 20대 후반부터 주스만 먹는 유동식을 하다가 그다음 물만 마시는 수식(水食)의 단계를 거친 후 10년 전부터는 물도 마시지 않고 오직 호흡으로만 에너지를 섭취하는 호흡식가이다.

호흡식이라는 일반인들이 믿기 힘든 사실로 우리나라에 방문했을 때는 방송 매체에서 건강을 체크했다. 그의 나이는 40세지만, 신체 나이는 24세로 나왔다. 그의 몸은 호흡식만으로 건강하다고 나왔다. 아주 특별한 경우지만 호흡식을 하면 좋다는 것을 명상을 해오는 동안 알게 되었다.

나는 굳은 몸이 이완이 안 되어 이완하기를 1년 가까이 배워야 할 정도였다. 몸을 이완하고 잠드는 것도 어려웠다. 편안하게 아침을 맞이하기까지는 오랜 기간 인내가 필요했다. 선도 수련을 하면서 어느 정도 레벨이 올라갔을 때, 아침에 깨어나는 것이 달라졌다. 빅토르 뚜르비아노처럼 호흡식까지는 아니지만 공간의 에너지가 발바닥(용천)과 손(장심)으로 흡수된다. 누구나 할 수 있는 것인데 잊어서 못 하고 있는 것이다. 우리 몸은 신기하다.

이 모든 것은 멈춤을 할 줄 알아야 할 수 있는 것이다. 그래야 그다음 진도가 나갈 수 있다.

봄에는 씨앗을 뿌리고 심는다. 씨앗은 나무와 꽃, 열매가 되기 위한 조건을 다 갖추고 있다. 우리는 씨앗을 그저 심고, 물을 주고, 가꾸면 씨앗은 알아서 싹을 내고, 꽃이 피고, 열매를 맺고, 나무가 된다. 이러하듯 공간의 에너지는 만반의 준비가 되어 있다. 내가 어떻게 하는 것은 아니다. 단지 여러 상황 속에 있는 급한 마음을 버리고, 마음의 속도를 늦추고 멈추는 것이다. 현재 순간에, 침묵 속에 멈추어 있으면 에너지는 선물처럼 나에게 온다. 아무 생각 없이 그대로의 멈춤은 다음 어떻게 해야 할지를 알려준다. 잠깐의 멈춤이 인생의 방향을 잡아줄 수도 있다.

미국의 사상가 랄프 트라인은 이렇게 말한다.

그대, 진정으로 원하는가?

그렇다면 지금 이 순간을 잡아라.

무엇을 하든 무엇을 꿈꾸든

지금 이 순간부터 시작하라.

나는 제대로 가고 있는 걸까? 그것을 알기 위해 잠시 멈춰서야 한다.

# 생각이 바뀌면 공황도 바뀐다

"오늘 나는 아프다."

공황장애를 겪은 사람들은 다시 공황이 생길까 봐 두려움을 갖고 있다. 나도 처음에는 몸과 마음이 상처로 힘들 때 "오늘 왜 이렇게 컨디션이 안 좋을까?" 하면서 불안했고 고민되었다. 사람들이 많은 곳에서 나의 의지와 상관없이 갑자기 쓰러지는 경험을 한 탓에, 나는 또 그런 상황이 거듭해서 일어날까 봐 일하기 위해 미팅 장소를 가면서, 사람을 만나면서도 마음속 한구석에서는 불안과 두려움을 떨쳐버릴 수 없었다. 선도 수련을 하면서 에너지를 활용할 수 있게 되면서 이런 불안과 두려움에서 벗어날 수 있었다.

선도 수련 중에 몸을 바라보는 명상 수련으로 현재 나의 상태가 보였다. 불편한 감정들이 보였다. 단지 생각과 감정만으로도 에너지를 많이 소모하고 있는 것을 알았다. 이런 불편한 감정과 생각이 몸을 굳게 하고 위나 장에도 영향을 미친다. 피곤해지고 전체적인 컨디션이 나빠진다. 그러나 에너지를 컨트롤할 줄 알게 되면서부터 감정과 생각을 직면해서 바라볼 힘이 생겼다. 아프다는 생각 속에 빠지지 않을 수 있었다. 막 올라오는 생각이나 감정도 객관적으로 바라보면 어느새 가라앉는다. 좀 더 평안한 상태에서 올라오는 감정과 생각을 볼 수 있다. 이렇게 몸을 수련하는 동작을 하면서 바라보는 명상을 하면 좀 더 쉽게 할 수 있다. 몸 전체를 보는 눈과 몸의 일부분을 바라보는 눈은 일상에서도 전체와 부분을 보는 지혜를 갖게 해준다. 그래서 중요한 것을 결정할 때 전체를 보면서 결정하니 큰 실수를 하지 않을 수 있다.

생각의 전환으로 정신과 문제를 이겨나가는 것을 넘어 같은 증상이 있는 분께 도움을 주는 가정이 있다. 유튜브 〈조우네 마음약국〉를 하는 특별한 가족이다. 한 가정에 두 아들이 조울증으로 열일곱 번 정신과 병동에 입원하였다면 얼마나 힘들었을지 상상이 된다. 큰아들 조우가 정신과 병동에 입원했을 때 아버지는 무너지는 마음이었고 인생의 끝으로 느껴졌었다고 한다. 엄마 또한 직장 생활을 하느라 바빠서 아이를 제대로 못 돌본 건 아닌지 자책감이 들기도 했다. 그런데 가족 모두 부모님과 아들, 두 아들의 처는 서로를 위로하며 어려운 시간들을 버티고 이겨낸 감동의 가족이다. 우리나라 국민 10명 중 6명은 정신건강 문제를 경험하지만, 4명은 어느 누구에게도 도움을 요청한 적이 없는 것으로 밝혀졌다.

정신과 문제는 가족들로부터 이해받지 못하기도 하고 회복하기도 어렵다고 생각하고, 자신의 어려움을 남들이 아는 것조차 꺼리고 있는 게 현실이다. 유튜브 〈조우네 마음약국〉를 시작한 계기는 큰아들 조우의 아내가 어려운 시간들을 보내면서 경제적인 면이든 관계든 조금만 도움을 주면 나아질 수 있다는 마음에 본인 가족의 힘든 과정을 보여주고, 녹음해서 올리면서 한 사람에게라도 도움을 줄 수 있지 않을까 하는 취지에서 시작했다고 한다.

조우의 아내는 처음엔 남편이 자랑스럽지 않았고, 창피했고 숨기고 싶었다. 그러나 가족이 자리를 지키는 것만으로도 큰 힘이 된다는 것을 알았다. 바로 가족이 할 수 있는 공감의 역할이 있는데 처음에는 어떻게 해야 할지 몰라 힘들었다고 한다. 그래서 유튜브 〈조우네 마음약국〉를 통해 정신적으로 아픈 긴 터널을 지나는 사람들에게 같이 걷는 사람이 있으면 든든하고 좋다는 것과 포기하지 않으면 반드시 회복할 수 있다는 것을 보여주고 싶다고 했다.

조울증이 있는 조우는 중학교 때는 활발하고 인기 있는 학생이었는데 중2부터 우울하고 말이 없어져 조울증 초기 상태였다. 조울증에 대해 정보가 없던 시기라 열일곱 번이나 입원치료를 하였다. 가족 모두에게 힘든 시간이었다고 한다. 조우는 이렇게 말한다. 본인은 조울증으로 힘든 시간을 보냈지만, 그 경험으로 이제는 다른 환우 가족에게 도움을 주고 있는 것이 오히려 힐링되는 시간이 되고 있다고 했다. 본인 조우보다 더 아픈 분이 있다는 것도 알았고 조울증으로 과거나 미래를 걱정하고 나에게 집중하는 것보다, 남을 돕는 데 시간을 쓰니 회복되는 경험을 한다고 말한다. 조우는 3명의 자녀를 두고 있는 가장이다. 가족의 사랑의 힘으로 세상을 바꾸는 모습은 가슴 깊이 감동을 준다.

조울증이 뭔지 몰라 딸아이를 이상하게 보았던 아빠가 유튜브 〈조우네 마음약국〉를 보고 딸을 이해하게 되었고, 딸의 조울증에 조치를 취할 수 있었다는 부모도 있었다. 같은 병을 이겨나가는 데 도움을 주고 있는 것이다. 자신만의 아픈 것을 얘기하지 못하고 혼자만 끙끙거리고 고민하던 사람들이 〈조우네 마음약국〉을 통해 소통하고 있다.

정신건강 문제는 그 병에 대한 정보가 많지 않고, 가족의 교육이나 지지에 대한 정보도 적다. 사회가 해주어야 할 부분을 조우네 가정에서 하고 있는 것이다.

조우는 오히려 남을 도우면서 자신의 조울병을 고쳐나가고 있다. 생각의 전환이 가져다준 선물이다.

공황을 겪고 지나와보니 공황장애로 공황발작 증상까지 나타나더라도 누구나 일정 시간이 지나면 사라지는 일시적인 몸의 현상들이라는 것을 알았다. 공황발작으로 숨이 멎을 것 같아 급하게 응급실에 가면 이런 증상이 나타난 이유를 못 찾는 것은 당연하다. 일정 시간이 지나면 아무렇지 않게 괜찮아진다.

공황이 나타나면 전조 증상이 있다. 나는 심할 때는 몸이 굳어지면서 의식이 붙잡을 수 없이 바닥으로 몸이 스르르 놓여지는 증상과 사람들이 많은 곳에서는 걸음이 안 걸어져 주저앉는 증상이 있었다. 공황의 정도마다 증상이 다르지만 공황 증상을 경험하고 나면 예상치 못한 상황에서 공황증상이 나타날까 봐 두렵기도 하고, 공황 증상이 언제 괜찮아질 수 있을까에 대한 걱정과 불안이 있다. 그래서 평소에 하던 행동도 조심스럽고, 잘 가던 장소도 못 갈 수 있다. 그런데 모든 증상들은 일정 시간이 지나면 괜찮아진다는 것을 믿고 행동하길 바란다.

나의 경우는 수련을 통해 에너지가 바뀌었다. 이제는 사람이 많은 장소도 가고, 대형 마트나 백화점을 가더라도 괜찮다. 누구든 어떤 증상이 나타나든지 일정 시간이 지나고 나면 아무렇지도 않게 괜찮아진다는 것을 믿고 기다린다. 누구나 기다리고 이완하고 있으면 에너지가 들어오는 것을 느낄 수 있다. 나는 선도 수련을 한 덕분에 에너지의 회복을 빠르게 할 줄 알게 되었다. 나는 수련을 통해 에너지를 느끼는 것이고, 수련을 안 하는 분도 에너지는 들어오는데 못 느끼는 것뿐이다. 에너지로 보면 수련을 한 나는 에너지를 활용할 수 있어 에너지가 더 많이 들어오고 나가는 것뿐이다.

공황을 극복하는 사람들에게 방해가 되는 것은 건강에 대한 예전부터 들어온 믿음과 잘못된 상식들이다. 공황을 대하는 나의 태도와 생각은 공황을 극복하는 데 영향을 미친다. 사람마다 상황과 증상은 다르다. 잘못된 상식으로 자신을 묶어두지 않기를 바란다.

조우는 유튜브 〈조우네 마음약국〉를 하며 조울증이 온 것에 집착하지 않았다. 다른 사람들을 상담해주며 오히려 본인의 병이 낫고 있다고 했다. 나도 공황장애가 온 것에 좌절하거나 그 증상에 집착하지 않고 일과 수련을 하면서 극복할 수 있는 답들을 하나씩 찾아나갔다. 수술하면 장기가 제자리를 찾아가기를 기다리고 피부도 낫기를 기다린다. 아픈 기간이 있다는 것을 알고 기다리고 인내한다. 하다못해 몸에 멍이 들어도 그 멍이 없어질 때까지 기다린다. 그런데 정신적인 문제나 마음 아픈 것은 나아지기를 기다리는 것을 하지 못해 불안해하고 두려워한다. 아픈 본인도 그렇고 주변에서 지켜보는 가족도 그렇다. 아픔이 바로 겉으로 보

이지 않기 때문이다. 넘어져서 난 상처는 약을 발라주면 낫는다는 믿음
으로 기다리듯이 당장 앞에 보이지 않는 정신적인 문제도 진정한 자신을
알고 기다리면 반드시 좋아진다.

나도 공황이 생기고 2년 동안 몸도 마음도 힘들었다. 일도 해야 했고,
건강도 챙겨야 했기에 불안과 두려움은 있었다. 그러나 공황의 터널을
지나온 나는 말할 수 있다. 상황과 증상은 다를 수 있지만, 반드시 시간
이 지나면 좋아진다는 것이다.

그 지나는 시간을 기다리고 인내하면 되는 것이다. 정신과 문제는 결
국 나의 생각과 마음 태도에 따라 완치의 속도가 다를 뿐이다.

반드시 회복된다는 믿음만 있으면 된다.

# 부정어 대신 긍정어를 사용하라

갑자기 닥친 공황장애로 인해 내가 어떤 상황인지를 알기까지 시간이 걸렸다. 몸의 균형이 맞지 않아 의식과 몸이 분리되는 경험은 나를 아무 생각을 하지 못하게 했다. 그저, 나아져야 하는데 무엇부터 해야 하는지만 거듭 고민하고 있었다. 나는 이런 가운데 열심히 일할 때 습관으로 했던 긍정 마인드 컨트롤이 큰 도움이 되었다. 나도 모르게 공황장애를 잘 극복할 거란 마음을 갖고 의지를 내어 버텼다.

사람의 말과 행동은 생각한 데서 나오고 생각은 말과 행동으로 표현된다. 긍정적인 것에 초점을 맞추는 사람은 긍정적인 말을 한다. 매사의 모든 말들이 긍정이다. 긍정의 말을 하고 나면 기분도 좋아진다.

내가 만났던 사람 중에 왕 긍정, 최대 긍정인 사람이 있다. 그녀는 항상 웃는 얼굴로 사람을 대한다. 공적인 일로 약속을 잡으면 나는 만나기 전에 기분이 좋아진다. 그녀의 긍정 에너지가 나에게 전해지는 듯하다. 그녀는 바로 〈한국석세스라이프스쿨〉 권동희 대표이다. 권 대표는 『나는 워킹홀리데이로 인생의 모든 것을 배웠다』, 『당신은 드림워커입니까』 등 여러 권의 책을 쓴 작가이다. 꿈을 꾸는 젊은이들에게 동기를 부여하고 꿈을 향해 행동하는 방법을 알려준다. 권 대표는 나이는 어리지만 긍정 마인드는 나보다 어른이다. 긍정적인 마인드로 꿈을 하나씩 이루어나가고 있다.

"너무 신기해요. 꿈 목록을 적어놓고 시간이 지나 다시 보면 이뤄진 것들을 하나씩 지우고 있어요." 하며 밝게 웃는 권 대표를 보면 나도 덩달아 신이 났다. 나는 10년 넘게 권 대표를 보았지만, 말 속에 부정적인 말을 들어본 적이 단 한 번도 없다. 한번은 지인에게 큰돈을 손해 본 적이 있었다. 권 대표는 속상하지만 속상한 것은 오늘까지만이고 내일은 잊겠다 했다. 그리고 에너지를 더 좋은 것에 쏟겠다고 하면서 웃었다. 안 좋은 일이 생겨도 금세 긍정 마인드로 바꾸는 모습을 보고는 놀랐다. 권 대표는 작가로 동기 부여가로 성공을 향해 가고 있다. 권 대표의 긍정적인 마인드가 그녀를 행복한 성공으로 이끌고 있다.

인생을 누릴 줄 아는 사람은 어려운 상황에서도 기뻐할 줄 알고 긍정적인 마음을 잃지 않는다. 권 대표는 학창 시절 어렵게 학교에 다녔고, 고등학교 졸업 후에는 대학 진학 대신 취업을 해야 했던 이야기를 해주었다. 또 작가가 된 계기를 말해주는데 참 솔직하고 거짓이 없는 사람이란 것을 느낄 수 있었다. 내가 부족하지만 용기를 내어 글을 쓰게 된 것도 권 대표의 격려 때문이었다. 그녀는 내게도 동기 부여를 하고 꿈을 준 것이다.

부정적인 생각에서 벗어나려면 두려움이 없어야 한다. 부정적인 생각이 거듭될수록 두려움을 불러오므로 부정적인 생각만으로 병이 되기도 한다. 두려움이 없는 행복한 삶은 특별한 사고방식에서 시작된다. 평소 성격도 활발하고 긍정적인 사람도 몸이 아프면 우울하고 불안해진다. 꾸준히 나의 에너지를 지킬 수 있도록 건강을 지켜야 한다. 나는 공황이 오면서 꾸준히 해온 선도 수련 덕분에 공황이 오기 전보다 건강해졌다.

오늘은 아프지만 내일은 나을 수 있다는 생각, 오늘은 비록 경제적으로 힘들지만 내일은 더 나을 수 있다는 희망, 오늘은 공황장애로 불편하고 힘들지만 반드시 극복할 수 있다는 마음가짐, 오늘은 친구와 오해가 있어 관계가 불편하지만, 내일은 더 좋은 관계로 우정이 두터워질 것을 희망하며 부정적인 생각보다는 긍정적으로 생각하고 그에 맞게 행동한다.

에너지를 조절할 줄 아는 사람은 어떤 환경에서도 유연하여 부정적인 생각보다는 긍정의 생각을 더 많이 한다. 자연스럽게 에너지를 바꿀 수 있다는 것이다.

나는 공황으로 힘들 때 오늘 밤 자고 나면 내일은 달라질 수 있을까 하며 두려워하고 불안해했다. 애써 두려움을 없애려고 했다. 그런데 억지로 두려움을 감출 수 없다는 것을 알았다. 잠시나마 감출 수 있어도 다시 고개를 내민다. 나의 좋은 시간들을 공황장애로 인해 손해 보는 것 같았다. 몸이 말을 안 듣는 어쩔 수 없는 바닥으로 내려가니 두 손에 쥐고 있었던 것들을 내려놓을 수밖에 없었다. 지금 돌이켜보면 몸이 저절로 놓아지는 경험에 그 당시 너무 놀랐었다. 어쩔 수 없이 모든 것을 순간 놓을 수밖에 없었다.

마음이 먼저 어떤 저항도 없는 받아들임의 상태였다. 몸은 처음엔 이완이 안 되었지만, 수련을 지속해서 하니 조금씩 이완되면서 몸도 마음도 편안해졌다.

그렇게 놓고 나니 내 속에 있는 본래의 나는 부정적인 사람도 두려워하는 사람도 아니었다. 해맑게 웃으면서 자란 긍정의 사람인 것을 알았다. 이런 나의 본래 모습을 알았을 때부터 공황장애도 많이 좋아지기 시작한 것이다.


 평소 말하는 습관을 보면 그 사람이 부정적인 사람인지 긍정적인 사람인지를 알 수 있다. "응. 그래. 그렇구나!" 말하는 사람과 "뭐라고? 뭐가 어쨌다고?" 따지듯 말하는 것이 습관처럼 툭 나오는 사람이 있다.

 자신을 판단하는 것도 "잘했어. 수고했어."라며 긍정적인 사람과 "내가 왜 그랬지? 너무 바보 같아."라며 자책의 어투를 가진 사람이 있다. 습관처럼 하는 말을 일부러라도 긍정의 말로 바꾸는 것은 때론 연습이 필요하다. 수용 연습도 긍정을 향한 마음을 갖는 것을 도와준다.

 비 오는 것을 보고도 "어! 궂은비가 오네."가 아니라 "와! 축복이다. 촉촉히 젖으니 마음도 시원해진다." 이렇게 비가 오는 것도 축복이라고 말하는 사람은 사용하는 언어를 통해 그 사람이 지닌 긍정의 태도를 보여준다.

 부정의 말보다 긍정의 말을 하려면 먼저 에너지를 바꾸는 연습을 하기를 권한다. 에너지가 바뀌면 생각이 바뀌고 긍정의 말은 저절로 나온다. 의지는 한계가 있다. 의지를 세워 넘어가는 것은 때론 넘어갈 수 있지만 다시 꺾일 수 있다.


 나는 공황장애를 회복하기 위한 방법을 찾는 중에 D단체에서 하는 프로그램을 했었다. 한번은 아무리 의지가 ·있어도 작은 일도 스트레스로 다가와 쓰러지고, 힘들어하는 것을 보며 D단체에서 한계를 넘어서는 것이 필요하다고 했다. 선도 수련을 하기 전이라 체력을 기르기 위해 혼자서도 쉽게 할 수 있는 절 수련을 기도하는 마음으로 했었다. 건강관리를 위해 조금씩 절하는 것을 늘려 천 배도 했었다. 천 배를 하는 것은 종교와 무관하게 건강을 위해서 한 것이다. 일주일에 한 번 정도 마음먹고 천 배를 해오며 어느 정도 할 수 있다는 생각이 들었을 때 삼천 배 하는 것에 도전해보았다. 이때의 심정은 무엇이든지 해서 공황을 꼭 극복해야겠다는 간절함이었다.

단단히 마음먹고 했다. 혼자는 도저히 할 수 없어 D센터에 다니는 미술 선생님과 같이 했었다. 의지를 내서 아침 10시에 시작해서 밤 11시가 다 되어 끝났다. 내가 의지가 부족해서 몸에 힘이 없고 작은 것에도 스트레스를 받는다고 생각했었다. 천오백 배를 할 즈음부터는 무슨 생각을 갖고 했는지 모르겠다. 중간에 포기하고 싶은 생각이 올라오고 나중에는 시작했으니 끝까지 해보자 하는 마음으로 바뀌었다. 삼백 배씩 나누어 쉬어가며 했다. 나의 의지를 시험해본 것이다. 마치고는 일주일간 몸살을 앓을 정도였다.

그런데 단순히 의지만이 문제가 아니었다. 의지가 아무리 굳건해도 잃어버린 에너지를 회복하지 않으면 다시 되풀이된다. 몸의 에너지, 정신의 에너지, 마음의 에너지를 회복해야 한다. 의지가 부족한 것이 아니라 나의 기본 에너지가 부족한 것을 선도 수련을 하면서 알게 되었다.

오히려 에너지가 차오를 때까지는 쉬어주고 이완하는 시간이 더 필요하다는 것을 뒤늦게 알았다. 내 몸의 에너지가 발의 용천과 손의 장심을 통해 들어오면서 마음도 몸도 힘이 생겼다. 지쳐 있거나 두렵고 부정적인 생각이 안 든다. 그러니 자연스럽게 나오는 말은 긍정의 말이다.

하루의 시간 속에 지칠 수도 있고 타인에게 손해를 보아 속이 상할 때도 있다. 하지만 에너지를 조절할 수 있으면 전환도 빠르게 할 수 있다.

현대를 살아가는 우리들은 하루의 생활 속에 부정적인 상황을 긍정적으로 바꿀 힘이 필요하다. 이 힘은 누구나 가지고 있는데, 이것을 알지 못하여 부정적인 생각과 두려움을 갖고 살고 있는 사람들을 본다. 이제는 이 힘을 찾아야 한다. 정신적인 갈등, 공황, 상처, 두려움에서 벗어나는 힘을 길러야 한다. 누구나 할 수 있고 찾을 수 있다. 에너지를 회복해야 한다.

어떤 상황이든 긍정적인 측면과 부정적인 측면이 있다. 긍정적인 생각을 먼저 하는 것을 습관처럼 한다면 에너지도 바로 긍정적으로 바뀐다. 당연히 긍정의 말이 나온다. 이런 사람과 옆에 있으면 괜히 기분도 좋아진다. 긍정 에너지는 같이 있는 공간에서도 빛난다. 살다 보면 왠지 그 사람 옆에 가면 좋고, 유독 그 사람을 만나면 기분이 좋아지는 사람이 있다. 그런 사람은 긍정의 말을 하고, 긍정의 시선으로, 긍정적인 생각을 한다. 사람을 볼 때도 단점보다는 그 사람의 장점을 볼 줄 안다.

긍정의 에너지를 회복하기 위한 연습을 해야 한다. 나는 오늘도 눈을 뜨자마자 간단히 18관절 풀기를 하고 명상으로 하루를 시작한다.

# 공황발작이 자신을 해치지 않는다고 여겨라

'몸의 변화 기록지'를 오랜만에 보고 있다.

공황장애가 처음 왔을 때부터 일기를 쓰듯 몸의 변화를 적어놓았다. "지금처럼 같은 증상이 계속되진 않겠지. 좋아질 수 있겠지." 희망을 갖고 공황장애 증상과 변화, 나의 마음 상태와 생각들을 적어나갔다. 수련을 시작해서는 수련의 진도와 동작과 마음 상태를 적어놓은 '몸의 변화 기록지'를 다시 보니 감회가 새롭다.

처음 공황장애가 생기면서 2년간은 살아온 것만으로도 기적이라고 생각된다. 스스로 혼돈의 시간이라고 표현했던 2년간은 몸과 의지와 생각이 따로 있는 듯했다. "모든 게 무리인가 보다. 쉬자. 모든 것을 내려놓고 쉬어야 다음이 있어."라고 쓴 '몸의 변화 기록지'를 보니 그때 나의 상태가 떠오른다.

주중에 간신히 하루에 한 가지 일만 하고 주말에는 거의 이완과 쉬어주기, 걷기를 했던 시간들, 선도 수련도 처음엔 지푸라기라도 잡고 싶은 심정으로 억지로 일주일에 한 번 갔던 것, 그래도 아침과 잠들기 전에 배워온 동작을 잠시라도 하고, 제대로 앉아 있지 못해 10분이라도 좌선으로 버텼던 시간들, 스스로 "사랑한다, 괜찮아." 하며 수없이 나에게 말해주었던 것, 하루하루 있는 그대로를 받아들이고 부정적인 것에 덜 매달리려고 했던 몸부림들이 고스란히 적혀 있었다.


공황장애나 정신적인 문제로 힘들어하는 분들은 현실적으로 보이는 상태와 심적인 상태를 기록해두기를 권한다. 나의 문제를 볼 수 있고 달라지는 상태도 알 수 있다. 이렇게 적다 보면 스스로 자신을 치유하는 방법도 하나씩 찾을 수 있다. 내가 지치고 힘든 포인트를 알게 되어 쉬어줄 수 있고 대비를 할 수 있다. 객관적인 눈으로 나를 보는 방법도 생긴다.

지금 할 수 있는 것들을 하나씩 하다 보면 두려움은 없어진다. 제일 힘들 때 내가 할 수 있는 것 중의 하나가 나의 변화를 기록하는 것이었다. 나중에는 처음보다 나아진 나의 상태를 적으며 감사의 마음이 솟아났다.

"감사해야 할 것이 이렇게 많았나?" 스스로 깜짝 놀라기도 했다. 결국은 회복되고 좋아진다는 것이다. 과정이 있지만, 회복되는 과정을 겪으며 자신을 더 알게 되는 소중한 시간도 함께했다.

나의 변화 기록을 일기 쓰듯이 쓰는 것도 공황장애를 극복하는 것에 도움을 준다. 나는 '몸과 마음 변화 기록지'에 이런 것들을 적었다.

첫째, 나의 상태─몸의 상태, 마음 상태 적기(변화를 보며 나에게 맞는 회복하는 것을 찾을 수 있다.)

둘째, 내가 하는 운동이나 수련한 것 적기(레벨이 올라가는 즐거움이 있다.)

셋째, 오늘 지금 나를 기분 좋게 하는 것 하나 적기(무엇이든 좋다. 실천할 수 있는 작은 것부터)

넷째, 오늘 안에 내가 힘들었을 때를 적어놓기(힘든 포인트를 알고 쉬어주거나 이완하기 위해서, 다음엔 힘들기 전에 나를 챙기기 위해서)

다섯째, 오늘 감사한 것 적기(잠을 자는 것, 밥을 먹는 것도 감사)

단 몇 줄이어도 좋고, 처음부터 다섯 가지를 다 적지 않아도 좋다. 무엇보다 적는 것을 불편해하지 말고 편안하게 오늘 것만 생각하고 적어본다. 그런데 나의 상태를 적다 보면 위에 다섯 가지 위주로 적게 된다. 공황장애나 정신적인 문제가 있는 동안은 미래나 과거는 잠시 잊고 살아본다. 오늘에 만족하고 오늘만 생각한다.

공황장애를 경험한 나는 아무런 준비 없이 갑자기 더 심한 증상이 나타날까 봐 불안했었다. 그나마 병원에서 일한 경험이 있어 이런저런 상황에서의 대처를 생각해보기도 했다.

하루에도 여러 번 긍정적으로 생각하려고 했다.

공황발작이 생기거나, 위급한 상황이 발생했을 때 복식 호흡이나 심호흡을 하라 한다. 그런데 위기에 처했을 때는 누구의 말도 들어오지 않는다. 오히려 쓰러지거나 힘이 들 때 편안한 이완을 하고 호흡은 따로 신경 쓰지 않는 것이 나에게는 도움 되었다. 몸은 이완되면 스스로 알아서 호흡한다. 때로는 급할 때 심호흡은 도움이 될 수도 있다. 그러나 상황에 따라 다르긴 하지만, 몸이 알아서 반응하기를 기다리면 몸은 스스로 호흡을 한다. 그래서 몸이 알아서 반응하도록 편안하게 이완하는 것은 나에게는 많은 도움이 되었다. 비슷한 급박한 상황이나 발작이 오더라도 몸은 스스로 예전과 같은 반응으로 대처한다.

공황에 관련된 책들을 보면 심호흡과 복식 호흡을 하면 좋다고 나오는데 막상 선도 수련을 하며 호흡명상을 해보니 호흡은 따로 부자연스럽게 복식 호흡이나 단전호흡을 하지 않아도 된다. 좌선으로 호흡을 하든지, 걸으면서 하든지, 누워서 하든지 깊은 이완 상태가 되면 몸이 알아서 나한테 맞게 호흡을 한다. 나의 몸에 맞게 호흡이 저절로 되는 것이다. 우리 몸은 상황에 맞게 알아서 호흡을 한다.

이런 경험은 공황발작으로 급한 상황 속에서도 몸의 반응을 따르고 기다리는 것이 필요하다는 것을 알게 되었다. 곧 괜찮아질 것이란 믿음을 가지고 기다려준다. 그러면 몸은 알아서 반응한다. 몸은 더 똑똑하게 알아서 반응한다. 몸의 반응을 믿는 것이다. 몸은 스스로 치유하는 능력이 있다. 우리 몸의 60조의 세포는 나의 몸을 위해 쉬지 않고 일을 한다. 일부러 과하게 호흡을 하거나 호흡에 너무 집중하면 몸의 순환이 잘 되지 않는 상태에서는 머리에 압이 올라오는 경우도 있다.


치료 환경 조성하기, 정신과 상담과 약물치료, 의식 치료만이 정신적인 문제를 치료하는 것은 아니다. 세상에 태어나는 순간부터 우리에게는 몸이 있다. 아플 때만 몸을 보았던 것을 의식적으로 몸을 보는 수련을 하면 몸도 건강해지고, 정신도 건강해진다. 건강한 몸은 마음도 편안하게 해준다. 몸을 수련해보니 몸은 관심 받는 것을 좋아한다는 것을 알 수 있었다.

막내딸이 초등학교 숙제 중에 양파 실험을 했었다. 결과가 신기하고 재미있던 기억이 있다. 양파 두 개를 물에 담가놓고 한쪽에는 미워, 죽어, 못생겼어, 바보 등 부정적인 말들을 써서 붙여놓고, 다른 한쪽 양파에는 사랑해, 잘 자라렴, 참 예쁘다 등 긍정의 말을 적어 하루에 세 번 이상 담가둔 양파에 말을 해주었다. 긍정의 말을 해준 양파는 뿌리도 잘 내리고 싹도 올라왔으나 부정의 말을 해주었던 양파는 뿌리도 적게 올라오고 싹은 올라오지도 않은 실험은 긍정의 말이 얼마나 소중한지를 알게 해주었다.

몸도 마찬가지다. 몸을 수련해보니 몸은 관심 받는 것을 좋아한다. 선도 수련에서 바라봄 명상을 하며 18관절(양쪽 턱관절, 뒷목관절, 어깨, 팔꿈치, 손목, 등, 배, 가슴, 다리, 고관절, 무릎, 발목)을 바라보며 동작으로 풀어주고, 순환 동작을 하며 바라보는 명상을 하면 몸은 몸의 바깥으로부터 에너지가 들어오고 풀려나가며 기분 좋게 수련을 할 수 있다. 수련은 면역력을 좋게 한다. 수련은 정신적인 면역력도 좋아지게 한다. 부정적이거나, 두려운 감정과 우울, 불안은 수련을 지속해서 하다 보면 멀리 간다. 선도 수련의 바라봄 명상은 내 감정과 생각에 빠지지 않게 해준다. 몸의 자가 치유 면역 기능이 살아난다. 잠도 깊게 자고, 아침에 일어날 때 나를 꽉 잡고 있던 이완되지 않았던 것도 없어졌다.

나는 선도 수련을 꾸준히 하여 공황이 오기 전보다 지금은 더 건강해졌다. 나이에 비해 젊다는 말을 듣는다. 친구들은 농담으로 "너 방부제 먹었지?" 하며 놀리기도 한다. 대학 시절의 몸무게와 비슷하다. 음식을 따로 가려 먹거나, 다이어트를 한 적도 없다.

공황발작이 갑자기 발생하더라도 자기 자신을 믿고 잠시 지나가기를 기다리기만 하면 된다. 마음을 내려놓고 몸이 이완되기를 기다리는 것이다. 공황발작이 조금도 두려운 것이 아니라는 것을 경험해보니 알 수 있었다. 오히려 공황발작이 일어날까에 대한 불안과 두려운 마음이 더 문제다. 공황발작은 공황이 회복되는 과정에서 나타난 지나가는 현상일 뿐이다. 똑똑한 우리 몸은 알아서 반응한다.

현대인들은 잠시 가만히 기다리지를 못한다. 몸이 알아서 반응하는 시간이 필요하다. 처음 명상을 한다고 앉았을 때 몸이 알아서 반응하기까지 몸의 바깥쪽을 보면서 기다리는 시간은 지루했다. 그런데 거듭해보니 이런 기다리는 시간이 줄었고 바라봄 명상에 몸이 적응하는 것이 놀라웠다.

누구나 신비롭고 놀라운 우리 몸을 잘 활용하여 남은 인생을 더 멋지게 살 수 있다.

# 06

# 공황장애, 마음의 독감 정도로 생각하라

커피 한잔에도 여유롭다. 커피 매니아는 아니지만 오후가 되면 커피가 먹고 싶다는 생각이 든다. 집에 있을 때는 원두를 직접 갈아 커피를 내려 먹는다. 원두의 종류에 따라 맛이 다른 것을 음미하며 커피 한잔을 하며 잠시 커피 향에 빠져본다. 커피는 원두를 갈 때부터 풍기는 향만으로 커피를 마시고 싶어지게 한다. 여유는 커피 한잔에서도 찾을 수 있다. 커피의 향이 공간에 가득하다. 잠시 아무런 생각을 하지 않는다. 커피 명상에 빠져본다.

공황이 오기 전에는 커피를 여유 있게 마셔본 적이 없다. 상담하면서 마신 커피는 맛조차 기억 안 난다. 나에게 마음의 여유를 준 것은 공황장애를 극복하면서 몸과 마음에 힘이 생기면서다. 본래부터 있었지만 알지 못했고, 때론 잊고 있었던 것이었다.

한번 공황을 경험하면 같은 상황이 또 생길까 봐 두려움이 저절로 생긴다. 그러다 보니 발생하지도 않은 상황에서도 공황에 대한 두려움과 걱정을 마음에 두고 있다. 공황 증상이 아닌데도 혹시나 전조 증상이 아닌가 걱정하여 활동이나 운동을 하는 것도 조심스러워지기도 한다. 나는 갑자기 쓰러지는 상황을 접하고는 어떻게 해야 하는지를 몰랐다. 그런데 두 번째 비슷한 상황이 왔을 때는 더 두려웠다.

그런데 앰뷸런스를 타고 가는 나는 몸은 바닥으로 쓰러져 힘이 없는데 의식은 너무 선명했다. 혈압이 안 잡힌다는 애길 듣고 울고 있는 매니저를 괜찮다고 위로해주고 싶을 정도였다. 병원에서 MRI 검사를 마치고 일정 시간이 지나면 다시 괜찮아지는 경험을 했다. 처음에는 많이 두려웠지만, 일정 시간이 지나고 이완되면서 다시 돌아왔다. 이후에도 여러 번 전조 증상이 있었다. 그럴 때마다 기다리고 있다 보면 지나가고 괜찮아진다. 이제는 공황장애를 극복했기에 자신 있게 공황은 마음의 독감 같은 것이라고 얘기해주고 싶다.

누구나 한 번쯤은 독감에 걸려본 적이 있을 것이다. 감기에 걸리면 충분히 쉬어주고 영양 섭취도 잘해야 하는 것을 상식으로 알고 있다. 목감기는 건조하지 않게 수분 섭취를 충분히 해주고 약도 목의 상태에 따라 복용해야 할지 말아야 할지도 안다. 이렇게 감기는 알고 대처하다 보니 조금도 두려워하지 않는다. 각자 맞는 나만의 감기 민간 처방들도 있다.

그러나 공황은 결코 불안하거나 두려운 것은 아닌데 감기처럼 흔하게 알려진 증상과 처방을 모르기 때문이다. 또 사람마다 다르다. 연예인들이 공황장애로 방송을 잠시 쉰다는 이야기는 종종 들린다. 김구라 씨는 스트레스와 불면증으로 7개월째 치료 중이었는데 갑자기 가슴이 답답해서 방송 녹화를 취소하고 입원 치료를 받게 되었다. 김구라 씨 외에도 차태현, 현진영, 정형돈 등 다수 연예인들로 인해 공황장애가 알려지긴 했어도 증상이나 어떤 치료를 받았는지는 모른다. 공황을 마치 연예인 병처럼 얘기하기도 한다. 그러나 시간이 지나니 지금은 김구라 씨나 정형돈 씨가 TV에 나오는 것을 보고 있다. 공황도 알고 대처하면 감기 같은 것이다.

내가 공황을 어떻게 생각하느냐에 따라 공황은 가볍게 지나는 감기 같을 수 있고, 증상과 상황에 따라 다르지만 심장이 터질 것 같고 죽을 것 같이 극도의 불안으로 힘들 수 있다. 나에게 찾아온 공황장애는 감기처럼 가볍게 지나갈 수 있고, 심각하게 나를 힘들게 할 수 있었다. 나는 감기처럼 가볍게 지나가기를 선택했다. 나의 의지와 선택에 따라 달라질 수 있다.

남들은 나를 볼 때 나만큼 심각하거나 힘들었다고 기억하지 않고 있다. 대부분의 사람들은 자기 위주로 사물과 사람을 본다. 남들은 당신이 생각한 것보다 당신에게 별 관심이 없다. 모두 자신에게 더 집중해서 살기 때문이다.

예전에 가까운 지인이 나를 보며 뭔가 힘들어 보인다고 "왜 그러냐"고 자꾸 물어 망설이다가 공황장애가 있어 힘들다는 얘길 했다. 현재는 좋아지는 중이고 수련과 명상을 하고 있다고 했다. 그런데 6개월 후에 다시 나를 봤을 때 대화 중에 새삼 "네가 공황으로 힘들었구나!" 하며 처음 듣는 듯이 얘기를 했다. 내가 공황장애가 있었다는 것을 어렵게 얘기한 걸 기억 못 하고 있었다. 물론 겉으로 보이는 내 모습은 전혀 공황장애가 있다는 게 티가 안 난다. 더군다나 가만히 있으면 더 그렇다.

대화 중에 '아! 기억을 못 하는구나. 나만 나를 심각하게 보고 남들의 시선을 의식했었구나.' 싶었다. 3개월마다 한 번씩 만나는 대학 친구들도 공황장애 초기에 나를 보고는 내가 공황장애가 있다는 것을 깜박깜박할 정도였다.

반대로 친구가 나에게 자신의 특별한 상황을 얘기했는데 나는 까마득하게 잊고는 다른 이야기를 했던 경우도 있다. 각자 집중된 삶을 살기 때문에 본인이 느끼고 생각하는 것보다 심각하게 느끼지도 기억하지도 않는다.

주변 사람들이 나를 어떻게 바라보는 것을 알고 나서부터는 마음이 좀 더 편해졌다. '어쨌든 다행이야.'란 생각이 들었다. 돌아보면 내가 느끼는 증상으로 스스로 자신을 더 힘들게 느꼈던 것도 사실이다. 공황장애에 대해 감기 치료 정도의 상식만이라도 있었다면 증상들에 대한 두려움은 덜 했을 것이다. 조금 더 유연하게 나를 바라볼 필요가 있었다는 사실을 지나고 나니 알 수 있었다.

모든 병은 심인성 장애로 시작한다고 말한다. 스트레스로 시작한다는 말이다. 공황도 스트레스에서 시작한다고 말할 수 있다. 정신과에서는 생각이나 심리 훈련으로 어떤 반응을 하는지 테스트를 한다. 심리 훈련 테스트는 사회성, 감정 능력, 인지 능력, 자의식 등의 테스트를 통해 뇌의 변화를 보는 것이다. 심리적인 면에서 보면 심리를 좌우하는 것이 뇌라 뇌가 작동하는 원리를 알고 대처함으로 심인성 질환은 조절할 수 있다고 한다. 뇌의 작용을 알고 심리 치료를 하고, 인지 치료, 약물 치료를 한다고 한다. 이 방법이 좋을 수도 있지만 그러나 나는 공황장애 극복을 다르게 노력해서 했다. 근본적으로 내가 달라져야 한다. 충분히 스트레스를 이겨내고, 두려움과 불안한 마음이 생기지 않아야 한다. 생각도 몸도 마음도 모두 건강해져야 한다. 이렇게 세 가지가 고루 건강해지는 것을 선도 수련을 통해 알게 되었다. 힘이 있어야 스트레스를 유연하게 넘길 수 있다.

똑같은 상황을 스트레스로 받는 사람과 별것 아닌 것으로 가볍게 넘기는 사람 두 부류가 있다. 물론 평소 성격과 생각에 따라 다르지만 공황장애를 지나와보니 본인의 에너지가 어떻게 있느냐에 따라 다르다. 충분한 에너지 힘이 있으면 어떠한 스트레스가 오더라도 가볍게 넘길 수 있다.

내가 만들어낸 트라우마가 남들이 준 트라우마보다 많을 때도 있다. 내가 스스로 만든 스트레스가 얼마나 많은지 모른다. 프랑스 시인 아르튀르 랭보는 "상처 없는 인생이 어디 있으랴"라고 말했을 정도로 상처의 깊이만 다를 뿐 누구나 있는 것이다. 그런데 몸에 에너지가 부족할 땐 작은 것에도 스트레스를 받게 된다.

공황장애는 그 자체가 문제가 아니다. 이전에 진짜 문제는 공황장애 자체를 너무 심각하게 생각하고 두려워한다는 것이다.

공황장애를 극복한 나는 자신 있게 말할 수 있다. 공황장애로 인해 언제 증상이 나타날지 모르는 데서 오는 두려움은 그 두려움 자체를 먼저 인정하고 받아들이면 충분히 이겨낼 수 있다. 나는 공황장애 초기에 언제 길바닥에 쓰러질지 몰라 두려웠다. 내가 이런 두려움이 없어진 것은 '그래. 지금 나는 이렇구나!' 불안한 마음과 두려움 자체를 인정하면서 두려움 자체를 보는 관점이 달라지고부터이다. 객관적인 입장에서 보는 객관적 관찰자의 눈이 생긴 것이다. 그러면 나타난 증상에 빠지지 않아 다시 돌아오는 시간도 빨라진다. 지나고 보니 나는 이렇게 했다.

내가 공황장애 증상이 오는 것을 느낀다. 그리고 그 느낌을 본다.(객관적 관찰자)

몸이 달라지는 증상을 느낀다. 그리고 본다.(객관적 관찰자)

이 방법은 직접 해보기 전에는 어렵게 느껴진다. 하지만 한번 해보면 무척 쉽다는 것을 금방 알 수 있다.

우리들의 생활 속에서 이미 하고 있는 것이다. 공황장애는 마음의 독감 정도밖에 안 된다.

# 07

# 실수에 대해 자책하지 마라

나는 자신에 대해 너그럽거나 관대하지 않으면 안 되었다. 평소의 내가 아닌 나를 받아들여야만 했다. 일하려고 출근해서 사무실에서 고객과 통화하다가 쓰러지는 나를 보고 많이 놀랐지만, 속은 더 상했다. 그래도 일 잘하는 내가 이렇게 작은 것에 무너지다니….

동료들의 부축을 받고 병원으로 향하는 마음은 착잡했다.

공황장애로 인해 생활의 변화나 가족과 주변 사람들이 나를 보는 시선이 달라질까 봐 걱정했다. 그런데 이런 고민도 공황이 오더라도 일을 정상으로 하며 스스로 정신과에 가서 본인의 증상을 말하고 생활 속에서 개선해나가려고 노력하는 사람이 하는 것이다.

공황장애로 참혹하게 아무것도 할 수 없다고 느껴질 때, 의지는 있지만 마음대로 자신을 컨트롤 못 할 때는 모든 것을 놓을 수밖에 없었다. 모든 것의 정지 상태가 되면 주변 사람들의 시선과 이런저런 실수들조차 생각할 수 없는 상태가 된다. 무엇을 고민해야 하는지도 모르게 된다. 입원을 했다가 퇴원했을 때 그때부터 공황장애를 어떻게 극복해야 하나를 고민했다.

나의 경우 돌이켜보면 다행이라는 생각도 들었다. 평소에 나 자신에게 관대하지 못해 일이든 상담이든 끝나고 나서 실수나 안 되었을 때 많이 자책하는 편이고 걱정하는 편이었다. 공황장애가 왔을 때 아무것도 할 수 없는 상태와 의식과 몸이 분리되는 현상은 나를 바닥끝까지 가게 했다. 그러니 모든 것을 내려놓고 다시 시작해야만 했다. 이런 상황이 아니었으면 공황장애로 나타나는 마음과 몸의 증상으로 인해 스스로 자책하는 것이 컸을 거다. 막상 공황장애를 극복하는 시간은 힘들고 시간도 걸렸지만, 그래서 나를 돌아보는 시간을 가질 수 있었다. 내 인생에서 값진 시간이었다.

나를 오롯이 바라보는 힘이 없을 때 우울하거나 불안하고 두려움이 찾아왔을 때 착한 사람과 나를 지지해주는 사람을 만나기를 권한다. 결코 아무나 만나는 것은 피하는 게 좋다. 어떤 상황이 되어도 내편인 사람 진정한 위로를 해주는 사람을 만나야 한다. 긍정 에너지를 가진 사람을 만나 식사나 차를 마시는 것도 기분 전환에 도움이 된다. 나중에 에너지를 회복했을 때 그때는 어떤 사람을 만나도 자신감을 갖고 만날 수 있다. 공황이든 정신면에서 문제를 해결하는 중이든 회복하는 중에는 편안한 사람과 대화를 하는 게 좋다. 에너지를 전환하는 자기만의 방법 찾기를 권한다. 좋은 에너지를 가진 사람과 나를 지지해주는 편안한 사람과 대화를 하거나, 오붓하게 자연 속에서 나만의 산책을 하는 것도 좋다.

그러나 최고의 기분 전환은 우울과 두려움, 불안에서 홀로 스스로 에너지를 전환하는 것을 할 줄 아는 것이다. 결국 모든 숙제는 내가 풀어야 하기 때문이다.

『살아 있는 것은 다 행복하라』 법정 잠언집에서 감동을 받은 이야기가 있다. 한 여인이 있었다. 온통 검은 옷을 입은 여인은 간신히 울음을 삼키며 식사를 하고 있었다. 절 주지의 안내로 스님과 식사를 하고 있다. 오늘 그녀는 죽은 아들을 위한 49재를 마쳤다. 아들은 외국 유학을 마치고 군 입대를 준비하던 중, 친구들과 저녁을 먹고 돌아와서 돌연 심장마비로 세상을 떠났다. 하나밖에 없는 사랑하는 아들을 잃은 고통은 그녀의 가슴을 눈물로 가득 채웠다. 그 눈물은 차마 밖으로 흘러나오지는 않고 있었지만, 그녀가 하는 이야기, 음식을 입에 넣고 우물거리는 것까지도 울음 그 자체였다. 여인에게 어떤 위로의 말을 할 때가 되었다고 생각하며 우주가 잠시 그녀에게 아들을 맡겼다가 데리고 간 것일 뿐이라고 그러니 너무 슬퍼하지 말라고 스님이 위로의 말을 하실 거라 짐작했지만, 스님은 아무 말씀이 없으셨다. 그냥 묵묵히 식사를 하면서 그녀 앞으로 반찬을 끌어다주기도 하고 어서 먹으라고 권할 뿐이었다. 여인은 계속해서 아들에 대한 이야기를 하고, 스님은 귀를 기울여 그 모든 이야기를 들어주었다.

식사를 마쳤을 때는 겉으로는 아무 일도 일어나지 않았고 어떤 위로의 말도 건네지지 않았지만, 평화의 분위기가 감돌기 시작했다. 투명한 오라가 두 사람을 감싸고 있는 것처럼 스님은 한순간도 그 여인에게서 눈과 귀를 떼지 않았다. 바로 옆에 앉은 나조차도 그곳에 끼어들거나 방해할 수 없었다. 그 강렬한 집중이 아마도 그녀의 슬픔을 위로하고, 나아가 그것을 삶의 한계에 대한 이해로 승화시켰는지도 모른다. 이 이야기는 법정 스님을 옆에서 본 류시화 시인의 이야기다.

진정한 위로가 무엇인지를 보여준다.
같은 공간 안에서의 최대한의 배려는 그 사람에 대한 집중과 편안한 마음이 들게 하는 최대한의 편안한 배려다. 굳이 말로 표현하지 않아도 나를 진심으로 생각하는지는 느낌으로 충분히 알 수 있다. 침묵 속의 배려는 말로 전하는 위로보다 더 깊다.

몸이 아프거나 마음이 아프거나 아픈 사람들은 심적으로 위축된다. 그럴 때 누군가 진심 어린 위로는 그 사람에게 큰 힘을 준다. 내가 공황장애가 와서 자꾸 쓰러질 때 온몸이 충격으로 굳어 있을 때 발 반사 치료를 해준 권 동생은 감정조차 굳어 있는 나를 위해 대신 울어 주었다. 발 반사 치료를 하면서 내 몸에서 전해진 울림으로 권 동생은 갑자기 울고 있었다. 나를 생각해주는 권 동생의 진심이 느껴졌다. 굳이 말이 필요 없는 깊은 공감의 순간이었다.

돌이켜보면 공황장애를 극복할 수 있었던 것은 나를 언제나 지지해주고 사랑해주는 세 딸, 가족, 친구, 선도 수련을 지도해주신 도선님, 골프를 알려주신 선배님, 서로 아픈 시간을 같이 나누었던 유 언니, 허 동생, 발 반사 치료를 해준 권 동생 등 모두가 나의 곁에 있어준 덕분이다. 그리고 공황장애를 극복할 수 있다는 의지를 갖고 노력했던 시간들이다.

공황장애도 지나가면 아무것도 아니다. 분명 나를 지지해주는 누군가가 있다는 것을 믿고 공황장애로 인한 환경의 변화도 자연스럽고 유연하게 받아들이자. 공황장애를 극복하는 시간에는 자기 자신에 대해 더 관대해질 필요가 있다. 맘에 들지 않는 나의 행동이나 증상에 대해서는 잠시 '어린아이 같은 나'라고 생각하고 너그럽게 봐준다. 공황이 지나가면 새로운 어른이 된다는 믿음으로 실수에 대해서 나타나는 증상에 대해서 관대한 마음으로 바라봐주기를 권한다. 실수나 나타나는 증상으로 인해 감정이 생기지 않게 넓은 마음으로 놔주듯이 바라본다.

실수에 대해 너무 오래 생각하거나 자책하지 않는 것은 공황장애를 극복하는 데 꼭 필요하다. 작은 잘못이나 실수 때문에 스스로 자신을 괴롭히거나 용서 못 하는 것 그 자체가 문제이지 실수나 잘못은 문제가 되지 않는다. 오히려 이런 실수들이 계기가 되어 자신을 그대로 보고, 인정하고, 용서하는 계기가 된다. 우선 완벽함에서 벗어나야 편안하게 나를 바라볼 수 있다. 공황장애로 오는 변화들을 받아들이자.

물론 공황장애가 오면 당황하게 만드는 증상과 빨리 회복해야 한다는 것이 자존심을 흔들 때도 있다. 하지만 나를 사랑하는 보이지 않는 지지와 사랑이 있다. 어떠한 상황도 시간이 지나면 좋아질 수 있다는 확신을 갖자.

알리바바 그룹의 마윈 회장이 이런 말을 한 적이 있다. "오늘이 비참하고 내일은 더욱 비참할지라도 모레는 아름다울 수 있는 것"이 바로 인생이다. 다만 공황장애나 정신적인 문제, 불행이 닥치면 내일을 포기하는 게 문제일 뿐이다. 하늘은 세상에 고통과 기쁨을 동일한 비율로 보냈다 한다. 그래서 늘 행복하거나, 항상 불행한 것만은 아니다. 공황장애를 지나는 지금은 잠시 어려운 시기라 생각하고 이 시기를 잘 이겨낸다면 분명 더 좋은 때가 온다.

공황장애를 겪으면서 습관 하나가 생겼다. 매일 오늘 기분 좋게 하는 것 한 가지를 찾아 하는 것이다. 공황장애 증상으로 힘든 마음을 가볍게 해줄 것이 없을 때는 찾아서 하루에 한 가지는 해보는 것이다. 나는 아침에 일어나자마자 거울을 보고 미소 지으며 웃는 것을 했다. 베란다에 있는 화분에 기분 좋게 물을 준다. 국화차를 마시며 향을 음미하며 미소 짓는다. 맛있는 음식을 먹으며 미소 지어도 좋다. 웃을 수 없을 땐 유튜브에서 코믹한 것을 찾아 웃어본다. 이런 사소하고 작은 것도 기분 좋게 해준다. 공황으로 인한 작은 실수나 자책하는 마음이 들 때 오히려 웃을 수 있는 것 하나를 해보는 거다.

공황장애는 지나간다. 또한 반드시 좋아진다.
오늘 일은 오늘만! 내일 나는 새롭게 태어난다.

## 주위 사람들의 시선을 신경 쓰지 마라

나는 공황장애로 힘들 때는 아침에 눈을 뜨는 순간부터 잠들기 전까지 하루를 나의 컨디션에 맞추어 생활했다. 공황을 지나온 사람들은 각자 상황은 달라도 꼭 회복해야 한다는 생각과 회복할 수 있을까에 대한 불안을 가지고 있다. 병원 퇴원 이후 공황장애를 꼭 극복해야 해야 하는데 무엇을 먼저 해야 할지에 고민했다. 오늘도 중심을 나에게 두고 하루를 시작한다. 어김없이 요가 매트를 깔고 네모방석 끝에 엉덩이 끝을 맞추고 좌선으로 앉았다. 아직은 좌선 자세를 할 때 무릎이 바닥에 편안하게 닿지 않아 방석을 엉덩이 끝부분에 닿게 앉는다. 순수한 나를 만나는 고요하고 편안한 시간이다.

　처음 좌선으로 바라봄 명상을 시작했을 때 좌선으로 앉자마자 온라인 화면으로 보인 내 모습을 보고는 "김은희 님, 누워서 하십시오."라고 도선님의 목소리를 듣고 속상하고 창피했다. 지금은 줌 화면을 보면서 하지만, 예전에는 온라인으로 목소리를 듣고 수련을 지도해주는 분만 수련하는 분의 모습을 볼 수 있었다.

　선도 수련을 처음 시작할 때는 일주일에 한 번 수련하는 곳에 가서 간신히 참석했었다. 평일에 온라인까지 할 수 있는 컨디션은 아니라 못 하고 있다가 좌선 수련을 해보기로 마음먹고 의지를 불태워 새벽 수련 화면을 켰는데 앉자마자 바로 누워서 하라니… 마음도 바닥으로 내려앉는 듯했다. 새벽에 일어나는 것도 쉽지 않았는데, 결국 누워서 조금하다가 바로 잠이 들어버렸다.

　선도 수련의 첫 출발은 쉽지 않았다. 퇴원 후 얼마 안 되어 머리와 얼굴이 부어 있어서 그런지 아직은 좌선을 제대로 할 수 있는 컨디션이 아니었던 것이다. 무조건 앉아서 해보자며 요가 매트를 깔고 네모방석에 앉아 5분, 10분 조금씩 시간을 늘려가며 바라봄 명상을 하기 시작했다. 도저히 수련을 할 수 없는 날은 요가 매트를 깔고 네모 방석을 베개 삼아 누워 이완을 했다. 요가 매트와 네모방석은 나와 함께 공황장애를 극복해가고 있었다.

이렇게 시작된 바라봄 명상으로 몸도 좋아졌지만 마음도 편안해지고 있었다. 공황장애를 극복하는 시간은 세상을 향한 관심을 거두고 나를 향한 관심과, 나에 대한 인정에 더 집중하는 시간이 되었다. 공황장애나 정신적으로 아픈 시기는 하루의 중심을 나에게 두고 생활하기를 권한다. 주위 사람들의 시선을 의식하지 않는 시간이 필요한 시기다. 공황장애를 지나는 동안은 할 수 없이 자신에 대해 더 집중할 수밖에 없다. 나를 향한 관심이 공황을 극복하게 했고 순수한 나를 만나는 계기가 되었다. 상처나 트라우마를 정면으로 보는 힘도 갖게 된 것이다.

나를 바로 보기 시작하면 나의 상태가 보이고 나를 그대로 인정할 수 있는 힘도 생긴다. 나를 보는 것만큼 남도 보인다. 자신을 있는 그대로 바라보고 그대로 받아들이는 것은 공황장애를 이겨내기 위한 첫 번째 방법이다. 자신의 순수한 존재를 알아볼 때 다른 사람의 순수함 그 자체를 볼 수 있는 것이다. 공황장애로 인한 나를 향한 관심이 결국은 다른 사람을 더 이해하고 바라볼 수 있는 눈과 마음을 생기게 했다.

아침을 편안한 가운데 시작하면 하루의 일정도 안정되게 가는 것을 느낀다. 이렇게 아침을 특별한 일이 없는 한 바라봄 명상으로 시작한다. 그리고 나에게 맞는 생활 리듬도 찾아갔다. 돌이켜보니 누가 뭐래도 선도수련을 꾸준히 해온 것이 공황장애를 극복하는 데 많은 도움이 되었다.

"사람이 죽음에 이르러 자기 자신이 아니고는, 이 세상에서 다른 사람은 하지 못할 일이 남아 있다고 확신한다면, 그때 죽음더러 물러가라고 하라. 그러면 죽음도 물러가리라."

괴테가 한 말이다. 괴테는 이렇게 말하고 피를 토해가며 80대에 『파우스트』를 끝내 완성했다. 우리나라에도 파우스트와 비슷한 서울대 정명환 명예 교수님의 감동 사연은 지금의 나 자신을 다시 생각하게 만든다.

나이가 들어도 주저하지 않는 삶을 보여주는 모습이 감동으로 다가왔다. 얼마 전 신문에서 서울대 정명환 명예교수가 『프루스트를 읽다』란 책을 냈다는 소식을 보았다. 현재 1929년생인 정 교수의 나이는 92세다. 명색이 불문학자가 그것도 현대 불문학 전공자가 프루스트를 통독하지 않았기 때문에 최근 말년이 되자 부끄러움과 뻔뻔함을 어느 정도 해소하지 않고는 편히 눈을 감을 수 없으리라는 생각이 들었다. 프루스트의 『잃어버린 시간을 찾아서』는 번역본이 총 12권이다. 정명환 명예교수는 5년 여의 세월에 걸쳐 프루스트의 대장정의 세계를 탐사했다. 혼신을 다한 독서의 기록이자 시간의 기록인 『프루스트를 읽다』란 책을 낸 것이다. 이 책을 통해 잃었던 과거를 찾으면 좋겠다 하면서 폐암 수술을 받으면서도 끝까지 완성한 것이다.

인생 후반부를 더 의미 있게 보내고 싶은 마음은 내가 지금 여기서 해야 할 게 무엇인지를 생각하게 해준다.

내가 좋아하고 집중할 수 있는 것을 찾아 해본다. 일과 관련된 것일 수도 있고 취미로 하는 것일 수도 있다. 내가 좋아하는 것을 인생 후반부에는 하면서 살 것이다.

연세대 철학자 김형석 교수는 본인은 102세까지 살아보니 기억력은 떨어지나 사고력은 오히려 좋아지는 것을 보며, 뇌는 90세 넘어서는 정신적 건강이 신체를 끌고 간다고 하였다. 신체가 늙는다고 정신력까지 늙는 건 아니다. 정신력은 평생 성장한다고 한 말이 생각난다.

영국 소설가 도리스 레싱(Doris Lessing)은 노벨문학상을 받았다. 노벨상을 받은 나이는 88세이다. 76세에 그림을 시작해서 101세까지 1600여 점을 남긴 미국 국민화가 모지스 할머니, 89세에 처음 마라톤을 시작해서 100세에 최고령 마라톤 완주 기록을 세운 파우치. 나이가 들어도 주저하지 않는 삶의 모습들이다.


공황장애가 오면 시간을 다르게 쓰기를 권하고 싶다. 다른 사람들을 바라보는 시간을 줄이고 나 자신에게 집중하는 시간을 늘려야 할 시기다. 이제는 '나'를 중심으로 시간을 쓴다. 그러면 불필요한 시간을 낭비하지 않고 에너지를 과하게 쓰지 않는다. '나'를 향한 시간이 주어진다. 공황장애로 인한 시간은 인생에서 나를 제대로 알아가는 한 부분으로 만들 수 있다. 그동안 내가 어디 있는지도 모르게 살았던 시간은 내가 어디 있는지 아는 시간으로 바꾸면 된다. 나를 더 알아가는 시간은 몸의 에너지를 충만하게 바꿀 수 있다. 남의 시선을 의식하는 것을 잊게 해준다.

충만한 에너지는 혼자 있어도 행복하다. 결코 혼자 있어도 외롭지 않다. 오히려 편안함이 마음을 차분히 가라앉게 한다.


"이게 뭐지?"


학창 시절에, 대학병원에 다닐 때, 아이 셋을 키울 때도, 고객이나 업체를 방문할 때도, 마음 깊은 곳에 늘 불안함이 있었다. 그리고 혼자 있을 때는 외로움이 밀려왔다. 혼자 가만히 있는 시간은 나에게 더 깊은 나와의 만남을 선물한다. 그래서 혼자 있는 명상의 시간은 늘 새롭다.

삶을 연장선에서 보면 나에게 집중하는 시간은 일부분 지나가는 시간이다. 독감이 평생 가지 않듯이 공황장애로 나를 위한 집중의 시간도 마찬가지다. 이 시간이 지나면 더 건강하고, 행복한 에너지로 주변 사람들과 좋은 시간을 나눌 수 있다.


오늘 이 순간이 내 생애의 마지막이라고 생각한다면 주위 사람들의 시선에 신경을 쓸 수 있을까? 바쁘다고, 나이가 많다고, 하고 싶은 것을 하지 않고 그냥 지나치면 반드시 후회가 남을 것이다. 이제는 인생의 우선순위를 잊지 말자. 남의 시선으로 나의 중요한 인생 초점이 흐려지지 않게 해야 한다.

공황장애를 극복하고 나니 인생 후반부에 버킷리스트를 작성하여 하나씩 작은 것부터 해보는 것도 의미 있다. 그동안 애들 셋을 키웠고, 일하느라, 공황장애를 극복하느라 미처 잊었던 것들이 새록새록 생각났다. 나의 꿈 리스트를 새롭게 작성했다. 미처 안 해본 것들을 해보는 모험심도 생겼다.

살아가면서 일어나지 않았으면 했던 것이 나를 성장시켰다.

PANIC DISORDER

# 우리는 모두 불안을 안고 산다

5장

# 이제부터 애쓰며 살지 않기로 했다

"간절히 원할수록 지친다."

내가 간절히 원하고 꿈을 꾸며 일을 했던 시간들, 성과가 나기도 했지만 마음은 항상 힘들었다. 공황으로 어쩔 수 없이 많은 것을 내려놓고 할 수 있는 것만 하니 마음도 편안해졌고 늘 쫓기는 듯한 바쁨이 없어졌다. 공황장애로 인해 어쩔 수 없이 모든 것을 내려놓을 수밖에 없었을 때는 공황장애를 빨리 회복해야만 한다는 생각밖에 없었다. 지금은 공황을 극복하고 선도 수련을 통해 바라본다는 것, 기다린다는 것, 내려놓는다는 것을 몸 수련을 통해 경험하고 보니, 물 흐르듯이 에너지의 흐름을 타고 살아야 한다는 것을 알았다.

삶 속에서 나에게 온 것 중에 사람과의 인연을 빼고 다른 큰 인연은 공황장애와 선도 수련이다. 공황장애와 선도 수련을 마치 사람처럼 표현한 것이 이상할 수도 있지만, 나의 인생에서 두 인연은 나를 힘들게도 기쁘게도 하면서 삶의 깊이를 더하게 해주었다. 이제는 시간 속에 과하지 않게 에너지를 쓰고 싶다. 같은 시간을 쓰더라도 바라보고 내려놓는 마음의 여유를 갖고 하루를 보내고 싶다.

모든 시련과 아픔은 이유가 있다고 어른들은 말한다. 내게 닥친 공황장애는 시련을 시련으로 아픔을 아픔으로만 남기지 않고 오히려 시련이 내게 전환의 기회가 되었다. 인생을 바라보는 눈이 달라지고 인생의 소중한 것들을 알게 되는 기회가 된 것이다. 한 번쯤 모든 것을 내려놓을 수밖에 없었던 경험을 한 사람은 이 모든 것을 내려놓은 것 때문에 얻어지는 것이 오히려 더 많다는 것을 알 수 있다.

시련을 멋진 전환의 기회로 만든 뇌 과학자가 있다. 37세의 질 볼트 테일러(Jill Bolte Taylor)는 인디애나 의과대에서 신경해부학을 전공했고 하버드대에서 연구원으로 활동하다가 희귀 유형의 뇌졸중으로 대출혈이 일어나 삶의 모든 기억이 사라지는 경험을 한다. 인지능력 과정이 무

너지는 과정과 회복하는 과정 전체를 뇌 과학자의 눈으로 본 경험을 써

나갔다. 뇌졸중의 징후를 미리 알고 대처하는 방법을 안내하여 뇌졸중의

사전지식을 알려준『나는 내가 죽었다고 생각했습니다』라는 책을 썼다.

그녀는 뇌졸중이 본인에게 지혜와 통찰을 안겨주었고, 끊임없이 변화

에 적응하고, 기능을 회복할 수 있는 능력을 타고난 뇌의 회복력에 감탄

했다고 한다. 그녀는 "뇌졸중은 내가 세상에서 누구이고 어떤 존재로 살

아가고 싶은지 선택할 수 있게 해준 놀라운 선물이다. 뇌졸중을 겪기 전

에는 내가 뇌의 산물이라고 여겼다. 그래서 내가 어떻게 느끼고 무엇을

생각하는지에 대해 결정권이 없는 줄로만 생각했다. 그러나 뇌졸중 사고

이후, 나는 새로운 눈을 떴다. 내게 선택의 권리가 있다는 걸 몸소 체험

했다"고 고백한다.


질 볼트가 뇌졸중으로 수술 후 회복되는 과정은 신비할 정도다. 갓난

아기처럼 걷기, 말하기, 읽기, 쓰기 등 한 단계씩 좌뇌와 우뇌 기능을 회

복해나가는 과정은 뇌가 가진 치유의 힘과 신비로운 뇌의 능력을 체험한

다. 수술 후 8년이 지나 질 볼트는 하버드 뇌조직 자원센터의 노래하는

과학자로서 여행을 다니고 있고, 이른 아침 먼로호수에서 수상스키를 타

고, 저녁에는 동네 산책과 기타 연주를 즐긴다. NAMI 블루밍턴 지부의

회장으로 정신질환자에 대한 이해를 높이는 일에 적극 나서고 있다고 한

다.

같은 상황은 아니어도 질 볼트의 마음과 생각 그리고 회복되는 과정은 눈물날 정도로 공감되었다. 특히 질 보트가 오른쪽 뇌를 찾아가는 과정 속에 "우리 안의 모든 것이 에너지 입자들로 구성되어 함께 우주라는 직물을 엮어간다고 인식되었다. 모든 것이 연결되어 있고 내 주위나 내부의 원자적 공간과 여러분 주위와 내부의 원자로 공간 사이에는 친밀한 관계가 형성되었음을 알았다"는 것을 얘기할 때는 공황장애를 극복하는 선도 수련을 하며 홀로 있는 혼자이면서 모든 게 연결된 존재라는 것을 느꼈을 때와 같은 공감이 된다.

질 볼트가 뇌졸중 수술 후 회복하는 과정을 통해 많은 것을 내려놓고, 다시 보는 과정은 선도 수련을 하는 수련자의 마음과 흡사했다.

내 이야기를 누구에게도 할 수 없었고 겉에 보이는 내 모습과 남들이 보는 내 모습에는 차이가 많이 나 내 얘기에 공감을 못 하는 것 같았다.

그래서 나의 상태를 얘기하는 것보다 침묵 속에 나를 찾아갔다.

나도 어쩔 수 없이 가장 밑바닥까지 가보았고 모든 것을 내려놓을 수밖에 없었다. 그 어떤 다른 선택은 없었다. 어떠한 저항도 할 수 없는 상태에 놓여 있었다. 아무것도 할 수 없는 상태를 경험해본 적이 있는가?

처음에 머리가 많이 부었고 공황장애 증상으로 평소에는 아무것도 아닌 것도 스트레스가 되었다. 몸과 의식이 분리되는 경험은 순간 의식만이 나를 지탱해주고 있었고 몸은 마치 흐느적거리는 젤처럼 바닥으로 깔리는 듯했다. 아무것도 할 수 없음을 느꼈다. 공황장애가 온 2년간은 내게 주어진 하루 속에 꼭 내가 할 수 있는 것만 할 수 있었다. 어떠한 부정적인 생각이나 감정조차 표현이 안 되는 상태였다. 그러니 어떠한 목표나 무엇인가를 꼭 이루겠다는 생각은 할 수도 없었다. 나의 생활 속에 어떠한 조건도 갖다 붙일 수 없는 상황이었다. 하루하루를 잘 보내는 것만으로 감사하고 만족해야 하는 시간이었다. 그런데 나의 이러한 내려놓을 수밖에 없는 상황은 오히려 재미있게 돌아가고 있었다.

나의 굳고 경직된 몸을 회복하기 위해 아침에 선도 수련에서 배운 18관절 푸는 것과 좌선 명상을 했다. 처음에는 모든 것이 어설프고 동작도 안 되었지만, 오늘 내가 할 수 있는 것만 하고 에너지가 부족하다고 느껴지면 바로 스톱하고 이완하고 쉬었다.

이때는 스트레스나 나의 여러 가지 문제들과 앞으로의 두려움과 불안과 삶의 통속적인 드라마를 생각할 여유조차 없었다. 몸 상태가 너무 안좋고 하나의 일도 간신히 해내고 있었다. 여직원의 도움 없이는 서류 준비조차 하지 못할 정도였다. 나는 에너지를 소모하는 것을 자연히 피할 수밖에 없었다. 충전용 배터리처럼 에너지의 고갈 상태가 느껴졌고 다시 에너지를 회복하기까지는 시간이 걸렸다. 이완하고 가만히 기다리고 쉬어주고…. 이런 생활의 반복이었다.

하루 생활이 되도록 복잡하지 않으려 했고, 나의 몸 회복과 수련에 우선을 두고 생활했다. 이것이 내가 살아날 수 있는 길이라 여겨졌다. 이런 가운데 일은 개인 고객 컨설팅 하는 것보다 회사 컨설팅 일을 하는 것에 더 집중했다. 시간을 더 효율적으로 쓸 수 있기 때문이었다. 이때의 나는 작은 심리적 갈등도 스트레스로 다가와 모든 미팅이 부담스러웠다. 이렇게 2년을 보내는 동안 나는 오히려 여유로운 마음의 상태가 되었다. 잠시 충전용 배터리가 나가서 회복하는 에너지가 아니라 몸이 에너지를 흡수하고 조절하게 된 것이다.

나는 모든 것을 내려놓을 수밖에 없는 과정, 그리고 나를 그대로 인정하고, 받아들이는 과정을 통해 이완되고 평안함을 찾을 수 있었다. 나는 뇌의 제한 작동이나 과학적인 것은 모른다. 하지만 나도 좌측의 머리가 우측보다 감각이 떨어진다는 걸 느꼈다. 말이 잘 안 나올 때도 있었다. 그래서 친구 모임에서 거의 말을 못 했다. 그저 듣고만 있을 때도 있었다. 고객과의 미팅 준비하는 것도 보통 때보다 두 배 이상 시간을 필요로 했다.

공황장애를 경험한 사람들은 심리적으로나 정신적인 문제로 몸이 예전하고 다르게 느껴지고, 몸을 내 맘대로 할 수 없을 때 당황스럽다. 갑자기 아무것도 할 수 없거나 신체에 아픔이 크게 느껴질 때는 곧 어떻게 될 것 같은 두려움이 밀려온다. 그러다 보니 방법을 몰라 응급실을 찾는 경우가 허다하다. 그러나 내가 만든 나에 대한 두려움을 없애고, 그 순간을 모면하려고 애쓰기보다, 마음을 내려놓고 편안하게 있으면 일정 시간이 지나면 괜찮아진다. 몸은 신비롭게 다시 회복된다. 우리는 순수하게 내려놓고 기다리면 된다.

현명하게 선택하고 내려놓으니 달라질 수 있었고 그런 나를 보는 것이 나 자신조차 신기할 정도였다. 나는 병원 치료와 약을 안 먹기로 선택했고, 선도 수련을 선택했고, 일을 하면서 공황장애를 극복하는 것을 선택했다. 하루 시간을 내 컨디션에 맞게 쓰기로 선택했다. 처음엔 모든 것이 어려운 선택이었다. 지나고 보니 뇌에 선택을 보낸 것만으로도 좋아지는 방향을 제시한 것이었다.

나는 이제 너무 애쓰며 살지 않기로 선택한다. 즐거운 마음으로 아침을 열고 감사한 마음으로 잠자리에 들 것을 선택한다.

애쓰는 것보다 내려놓는 것이 더 효과적이고 여유롭게 생활하는 것임을 알 수 있었다.

우리들은 어떤 선택을 해야 할까요?

# 하루를 단순 담백하게 살기

"어디쯤 가고 있을까? 꽃잎은 바람결에 떨어져 강물을 따라 흘러가는데…."

떠나간 연인을 그리워하는 7080시대 전영이 부른 〈어디쯤 가고 있을까〉이다. 가사와 곡이 좋아 누구나 한 번쯤 불렀던 흘러간 곡이다. 내게는 이 노래가 "너는 세상에서 어디쯤 가고 있니?"라고 묻는 듯했다. 인생의 중반을 넘어서는 우리들은 스스로 한 번쯤은 "나는 지금 인생에서 어디에 와 있는가?" 때때로 이런 물음은 나를 뒤돌아보게 한다. 중년을 넘어가며 충분히 힘들 때도 있었고, 삶의 만족을 느낄 때도 있었다. 중년을 넘어가는 시기는 이런 만족감이 때로는 회의감으로 다가오는 시기이기도 하다. 다시금 삶의 방향을 점검해야 하는 때이다. 그래서 다시 나의 삶에 질문을 던져야 한다. "내가 원하는 것이 무엇인가? 내가 중요하게 생각하는 것이 무엇인가?" 다시금 되짚어본다.

올봄까지 병원에서 투병하시던 사랑하는 아버지가 88세의 연세로 우리들 곁을 떠나셨다. 지금은 사랑하는 아버지라고 말을 하지만, 정작 아버지 살아생전에는 "아버지, 사랑합니다." 란 표현을 제대로 해보지 못했다. 1년 8개월 병원에서 치료를 받을 때는 치매로 자식도 못 알아보셨다. 90살까지 농사를 짓겠다고 입버릇처럼 말씀하셨고, 평소에 엄마보다 건강하셔서 늘 엄마 건강을 염려하셨던 아버지였는데….

치매가 오면서 척추도 무너지고 신장도 나빠져 투석까지 하셨다. 아버지는 성실함과 사랑으로 5남매를 키워주셨다. 아버지 고생하셨다고, 감사했다고, 사랑한다고 말할 수 있을 때 막상 아버지는 자식들을 못 알아보셨다. 아버지의 투병 생활을 보며 평소에 사랑한다는 말을 하지 못했던 것이 후회되었다.

자식이 본 아버지는 과하다 싶을 정도로 열심히 일만 하고 사셨다. 이북에서 혈혈단신(孑孑單身) 내려오신 것이 마음속 깊은 곳에 열심히 살아야 한다는 것을 심어준 것이다. 아버지는 늘 바빴다. 아픈 가운데도 농사일을 걱정하셨다. 외로움을 견디시고 우직하게 땅을 지키신 아버지가 안쓰럽기도 하고 속상하기도 했다. 아프기 전에 여행도 하고, 편안한 삶을 선택할 수 있었는데 아버지는 끝까지 땅을 지키며 일을 하셨다. 아버지를 하늘나라로 보내면서 만감이 교차했다. 자식 키우시랴 일하시랴 고생만 하다가 끝에는 아파서 이생을 마감하셨다. 아버지의 마지막 모습을 보며 나는 나이 들어 내려놓을 것은 내려놓고 살아야겠다는 생각이 들었다.

목표에 마음이 뺏겨 앞만 보고 사는 삶이 아니라 나 자신도 챙기고, 주변 사람들도 보면서, 자연의 소리도 듣고, 나의 내면의 소리를 듣는 삶을 살아가고 싶다는 소망이 가슴을 울렸다. 나이 들어가며 움켜쥐는 것보다는 내려놓는 것을 익혀가는 삶이 되기를 꿈꾸어본다.


사람이 어려운 일을 겪으면 소중한 것이 무엇인지를 다시금 생각하게 만든다. 어느 대학 교수가 암으로 세상과 작별을 하며 남긴 일기장에는 이런 글이 있었다.


"생사의 갈림길에 서면 그동안 일을 너무 많이 한 것이 얼마나 큰 스트레스였는지 알게 된다. 밤새워 일하는 것은 자기 자신을 더 빨리 죽이는 행위다. 사람들은 더 큰 집, 더 좋은 차를 사기 위해 열심히 일하지만 사실 이 모든 것은 뜬구름이다. 자녀와 더 많은 시간을 보내고, 차 살 돈으로 부모님께 신발 한 켤레라도 더 사드려라. 더 크고 좋은 집으로 이사하려고 목숨 걸고 일할 필요도 없다. 사랑하는 사람과 함께라면 단칸방도 충분히 따뜻하다."

(참고 : 『인생을 바르게 보는 법 놓아주는 법 내려놓는 법』, 쑤쑤 지음, 최인애 옮김, 다연, 2018.)

생의 갈림길에 서서 모든 것을 내려놓고 보면 작은 행복의 소중함이 더 절실해진다. 일상이 단순할수록 행복하다는 것을 공황장애로 어려운 순간들을 지나고 나니 알게 됐다. 오늘도 스스로 행복할 수 있는 것들을 찾아서 한다. 여유 있게 편안한 마음으로 일을 하다 보며 될 일은 때에 맞추어 된다는 것도 알게 됐다.

일에 부딪힘에 집중하다 보면 정작 보아야 할 것을 못 본다. 몸이 아파도 아픈 것도 못 보고, 사랑하는 사람의 아픔도 모르고, 나를 필요로 하는 사람을 놓치기도 한다. 막상 큰일을 겪거나 위기의 순간을 지나고 보면 살아가면서 소중한 것이 무엇인지를 알게 해준다.

이제는 가지려는 삶, 뒤처지지 않으려는 삶, 다른 사람에게 보이려는 삶이 싫어진다.

인생은 한 편의 연극과 같다. 오늘이라는 무대 위에서 각자의 역할을 하는 것이다. 지나치게 힘쓰고 바쁜 역할을 하는 것보다. 천천히 나의 역할을 한다고 생각하면 더 여유롭다. 마음의 속도를 조절할 수 있다.

나의 지나온 시간 속에는 행복한 순간도 있고, 후회되는 순간도 있었다. 놓아주지 못하는 상처도 있었다. 후회나 걱정으로 시간을 낭비하는 것은 내가 원하는 삶이 아니다. 지나간 상처나 아픔 다가오지 않은 미래에 대한 불안에 에너지를 낭비하고 싶지 않다.

공황장애를 극복하며 불필요한 생각과 감정에 스스로 자신을 괴롭히지 않고 의연할 수 있는 마음을 갖게 되었다. 선도 수련을 꾸준히 해온 것이 몸과 마음과 정신을 건강하게 하는 데 큰 도움이 된 것이다.

선도 수련으로 몸이 바뀌면서 먹는 것도, 에너지가 들어오고, 에너지가 채워지는 것도 달라졌다. 음식을 먹으면 그 음식 고유의 맛을 더 느낄수 있다. 한번은 이동 중에 점심시간을 놓쳐 배고픔에 처음 가는 식당을 갔다. 식당 밖에는 TV에 나오는 맛집이고 그런대로 괜찮아 보이는 백반집이었다. 막상 나온 밥은 밥이 아니고, 반찬은 반찬이 아니었다. 눈으로 보이는 것은 밥은 맞지만 밥과 반찬에는 에너지가 없어 밥이 밥같이 안느껴졌다. 밥과 반찬을 먹는데 먹는 것 같지 않는 느낌은 더 이상 설명이 안 되었다.

어른들은 "뭐니 뭐니 해도 집밥이 최고야." 하는 말을 종종 한다. 나도 엄마가 해주신 밥을 먹으면 특별한 반찬이 없어도 먹고 나면 힘이 났었다. 음식물의 영양가보다 음식물에 있는 에너지가 달라서인가 보다.

책상 서랍 속과 책꽂이를 깨끗이 정리하고 책상 앞에 앉으면 집중이 더 잘되고 왠지 공부 능률도 오르는 것을 학창 시절 한 번쯤은 경험했을 것이다.

나는 지금 공황장애로 인해 책상 서랍이 정리된 것처럼, 나의 앞으로의 삶은 어떻게 살아야 할지가 정리되었다. 공황장애와 아버지의 부재, 선도 수련은 '내가 원하는 것이 무엇인가? 내가 중요하게 생각하는 것이 무엇인가?'라는 질문에 대한 답을 찾게 해주었다.

정리된 삶을 사는 것을 원하는가? 그것은 단순 담백하게 사는 것이다. 삶의 흐름에 따라 단순 담백한 하루 속에는 자연의 위대함을 보는 눈과 마음의 여유가 생긴다.

이제는 복잡하지도, 서두르지도, 바쁘지도 않다.


공황장애를 극복하며 나는 삶을 바라보는 방향이 달라졌다. 공황장애로 하루를 단순하게 살다 보니 오히려 열심히 일하고 바쁘게 생활할 때보다 걱정과 근심이 없어졌다. 복잡한 마음으로 애썼던 습관들을 내려놓고 다시 나를 보니 하루가 단조롭고 명료해져서 마음은 놀랍도록 평온해졌다.

앞으로 남은 삶은 살아가는 것에 급급해서 자연의 아름다움을 놓치고 싶지 않다. 자연 속의 작은 소리들, 바닷가의 파도소리, 솔바람소리, 새소리, 계곡의 물소리, 빗소리 그리고 내 마음의 소리를 들을 수 있는 여유를 부릴 거다.

하루의 생활을 단순 담백하게 하기 위해 마음의 여유로움을 아침 수련부터 시작한다. 편안한 바라봄 명상이 나의 하루의 시작이다. 명상은 본래의 자기로 돌아가는 훈련이고 마음을 열 수 있는 시간이다.

마음을 열고 바라볼 수 있다면 즐기면서 볼 수 있다. 무심히 길가를 지나가며 이름 모를 꽃을 볼 때, 아무 생각 없이 열린 마음으로 바라보면 미소가 절로 나온다. 아무런 수고도 없이 위대한 자연이 때에 맞추어 예쁜 꽃을 피워준 것이기에 그냥 바라볼 수 있는 기쁨을 준다.

하루를 단순 담백하게 사는 것은 이런 마음이다. '그냥' 오늘을 사는 것이다.

길가에 이름 모를 작은 꽃을 그냥 보듯이….

# 행복과 두려움 모두 내가 만든 것이다

행복(happiness)에 대한 가장 인기 있는 정의는 '주관적 안녕감(subjective well-belng)'이다. 안녕(安寧)이란 평안하다는 의미인데, 즐거움보다는 심리적으로 평안한 상태를 의미한다.

마음이 평안해야 행복할 수 있다는 것이다. 내가 행복하면 그것은 대부분의 시간을 행복한 생각을 하면서 보냈기 때문이고, 반면 우울하다는 건 슬픈 생각을 더 많이 했을 수도 있다. 이제는 어떠한 조건 없이 행복하기를 선택해보기를 권한다.

행복하기를 원한다면 이유나 조건은 없다. 내가 행복하겠다고 마음먹는다면 행복해질 수 있다. 두려움은 내가 만들어낸 생각과 감정이다. 행복의 제약이 되는 것은 조건이다. 행복하기 위한 조건을 미리 만들어놓은 것 때문에 그 조건에 도달하지 못하면 행복하지 않다고 여긴다. 지금부터 평생 행복하겠다고 마음먹는다면 어떠한 일이 일어나도 행복을 포기하지 않는다.

저명한 자기계발 전문가 데일 카네기는 "진심으로 두려움을 극복하고 싶다면 집 안에 있지 말고 밖으로 나와 행동하라"고 충고했다. 공황장애가 처음 시작되었을 때 나는 행복한 마음을 갖는 것도 연습을 필요로 했다. 공황장애 초기에는 회사 일이든 그 밖의 집안일이든 하루에 한 가지를 하는 것도 힘들었다. 그리고 집안 경제와 미래에 대한 불안감, 앞으로 공황장애를 어떻게 극복해야 할지에 대한 막연함이 두려움을 더했다. 몇 번을 거듭 쓰러지는 현상으로 건강에 대한 염려를 안고 하루하루 걷는 것부터 시작했다. 나는 선도 수련을 조금씩, 꾸준히 하면서 에너지 활용을 알게 되었다. 오늘 하루 한 가지씩 행복해지는 연습을 하자고 마음먹고 행동으로 옮겼다. 행복한 마음으로 자연 속의 둘레길 걷기, 행복한 마음으로 화분에 물 주기 등 사소하고 작은 것이지만, 행복해지는 연습은 나를 공황장애를 극복하는 곳으로 인도하고 있었다. 이때는 억지로라도 이런 마음을 갖지 않으면 자포자기할 수 있는 상황이었다.

어떤 일을 해보기도 전에 두려워하는 것은 부정적인 마음과 부정적인 생각을 했기 때문이다. 그리고 모든 것에는 두 가지 마음이 있다. 긍정적인 마음과 부정적인 마음이다. 긍정적인 마음을 가지고 모든 것을 대할수록 두려움은 한층 가벼워진다. 행복한 마음을 먹겠다고 생각하고 행동하면 두려움보단 자신감이 생긴다. 행복의 에너지는 배가 되어 내 곁에 있다.

이렇게 진정한 행복을 표현하며 살아가고 있는 분이 있다. 100세 철학자 김형석 연세대 명예교수이다. 올해 102세 나이임에도 강의를 하고 계신다. 철학자 김태길 교수, 안병욱 교수와는 친구이며 당대의 철학을 이끌어온 3인방이다. 김형석 교수는 "사람은 철들게 되면서 무엇을 위해서 어떻게 사는가 묻게 된다. 인생을 계란으로 비유하면 60세부터가 노른자라고 얘기하며 다른 사람들을 따라가는 게 아니라 내가 나를 믿을 수 있는 나이"라고 말한다. 인생은 60세~75세가 황금기이고, 성숙하고 성장 가능한 시기라고 한다. 102세가 되어보니 90세까지는 늙는 게 아니라고 하신다. 처음에는 인생 주기를 탄생부터 30세까지는 교육의 시기이고, 30세~65세까지는 일하는 시기, 이후는 정년이고 끝나는 시기라고 생각했다. 그런데 100세를 넘기며 살아보니 인생 주기를 3단계로 얘기할 수 있다고 한다. 30세까지는 교육 받는 시기, 65세까지는 일하는 시기, 65세~90세까지는 또 다른 사회인의 시기라고 말하면서 사회 속에서 새로운 보람을 찾아야 하는 시기라고 말한다. 사과나무를 키웠을 때 제일 좋을 때는 열매를 맺는 시기인데 이때는 65세부터 90세라고 했다.

나이가 들면서 명예나 돈을 벌려고 일하는 게 아니라 일의 가치를 위해서 일을 하니 개인의 행복이 커진다고 하셨다. 백 년을 넘게 살아오신 김형석 명예교수님이 알게 되는 것은 내 행복 내 가치를 위해서 사는 것보다 결국 주변이 행복해야 내가 행복하다고 고백한다. 또 교수님은 "내가 나를 위해서 사는 것은 남는 게 없고 흩어지고, 부끄러움만 남아. 그런데 내 인생을 교육자로 살게 해준 것에 보답하기 위해서 주기 위해서 사는 마음을 가지니, 결국 주는 것이 내 인생을 완성하는 일이었어."라고 한 말은 가슴을 뭉클하게 했다. 그동안 공황장애를 극복하기 위해 내 앞만 쳐다보았던 것들이 떠오른다. 부끄러운 마음마저 든다. 공황장애로 내 코앞조차 보기 힘든 시기도 있었다. 그러나 이제는 공황장애도 이겨냈다. 그리고 더 건강해졌다.


초등학교 시절 엄마는 명절이나 특별한 날 음식을 하면 제일 먼저 교회 목사님께 갖다드리고 옆집과 나누어 먹었다. 그걸 주로 나한테 심부름을 시켰다. 나는 때로는 귀찮았지만, 음식을 갖다 주고 돌아서 오는 내 내 마음은 뿌듯했던 기억이 난다.

카페에 앉아 누군가를 기다리며 지나가는 사람, 앉아 있는 사람을 본다. 이 공간에 있는 사람 중에 마음이 아프거나 공황장애로 힘들어하는 사람이 있을 수 있다.

이제는 좋은 에너지로 마음을 열고 공황장애로 힘들어하는 분께 조금이나마 도움을 주고 싶다. 처음에 공황장애를 어떻게 극복해야 할지 고민하는 시간을 줄여주고 싶다. 내가 알게 된 선도 수련의 재미도 나누고 싶다.

나를 알아가고 들여다보는 공황장애의 시간을 지나왔다. 지나고 보니 상처가 있었기에 성장하고, 감사한 마음도 생겼다.

"나무를 심되 그늘은 바라지 마십시오."

가우랑가 다스(Gauranga Das) 스님이 한 말이다. 『수도자처럼 생각하기』란 책을 펴낸 제이 셰티(Jay Shetty)는 이 말에 사로잡혀 대학 시절 3년간 수도 생활을 하며 그의 인생의 모든 것이 바뀌는 계기가 되었다. 그는 승려로 지내며 배웠던, 시대를 초월한 지혜를 누구나 매일 실천할 수 있는 방법을 나누며 4천만 팔로워이며 세계 1위 팟 캐스트인 〈온 퍼포스(on purpose)〉를 진행하고 있다.

이렇게 말 한마디에 인생의 진로가 바뀐 사람이 있고, 상처나 커다란 충격으로 바뀐 나도 있다. 이타심은 마음속에 기쁨과 평화를 준다. 그리고 자신이 의미 있는 길로 가고 있음을 느끼게 해준다.

앞으로는 진정한 행복을 위해 살아갈 것이다. 나중에 행복해지기를 기다리지 말고 바로 지금 행복하고 자유로워지기를 선택하기로 했다. 그래서 남은 인생을 진정한 자유인으로 마음껏 행복하고 싶다. 나는 앞만 보며 일에만 집중하다가 공황장애를 극복하면서 세상을 보는 눈이 달라졌다.

나만의 행복과 자유를 위해 몇 가지 원칙들을 세워놓았다.

첫째, 나한테 맞추어 주변 상황이나 일들을 계획하기.

둘째, 편안한 마음과 건강한 몸의 상태 유지를 위해 매일 수련하기.

셋째, 지금 이 순간을 소중히 여기며 비교하지 말고 긍정적으로 생각하기.

넷째, 너무 애쓰지 않고 나의 에너지 상태에 따라 여유롭게 생활하기.

다섯째, 돈은 생각하고 마음먹은 대로 들어온다는 진리를 믿고 생활하기.

여섯째, 마음을 열고 감사하는 마음으로 다른 사람을 대하기.

이렇게 나만의 생활의 원칙들을 세워놓으니 주변 상황에 휘둘리지 않는다. 이제는 행복의 열쇠를 남에게 맡기지 않고 내가 쥐고 있다. 마음이 말해주는 좋아하는 것을 하나씩 실천할 것이다.

행복할 것인지, 불행할 것인지는 내가 결정하는 것이다. 조건 없이 행복하기로 결심하는 것 자체가 나에게, 다른 사람에게 본성에 대해서 하나씩 알아가는 것을 배울 수 있는 기회이다. 나의 에너지가 충만할 때 저절로 행복해진다. 마음이 넉넉해지니 삶의 고민 같은 것들이 적어진다. 에너지의 충만함과 마음의 넉넉함은 평온한 마음속에 행복과 불행을 생각하지 않는다.

때로는 생각과 감정이 올라와 스스로 자신이 불행하다고 느낄 때도 있다. 이럴 때는 다시 에너지를 충전하는 시간을 가지면 된다.

걸으면서 명상하듯이, 앉아서 명상하듯이, 에너지를 레벨업하는 시간을 내는 것은 불안과 두려운 감정과 생각들을 자연스럽게 내보낼 수 있다.

나를 바꾸는 데는 하루도 걸리지 않는다. 그동안 살아오며 학습된 고정 관념들이 행복을 멀리 있게 만들기도 했다. 행복과 두려움 모두 내가 만든 것이다.


어디에도 얽매이지 않고 자유롭게 살아간다는 것은 모든 것이 마음먹기에 달린 것이다. 행복과 불행은 결국 자신의 내면에서 시작된다는 진리를 오늘도 되새긴다. 인생은 짧다.

# 인생의 반환점에 들어서는 사람들에게

"이제는 살아났어."

예전보다 일상생활에 잘 적응하는 나를 보며 나를 향해 한 말이다. 비로소 나는 웃을 수 있었다. 그렇게 긴 시간 공황장애를 극복하며 일도 해가며 수련하고 애썼던 시간들이 스쳐갔다. 이제는 무거운 것을 내려놓고 가볍게 살고 싶다는 생각이 들었다.

제일 먼저 눈에 들어온 것이 나의 방이었다. 내가 좋아하는 우리 집 보물 1호 흙침대가 들어왔고 맞춤형 붙박이장이 들어왔다. 흙침대는 공황장애로 순환이 안 될 때 몸이 차가울 때마다 따뜻한 아랫목처럼 편안하게 잠들 수 있게 해주어 보물 1호라고 말한다. 에너지가 회복되어 건강을 찾고 보니 방 안의 물건이 들어온 것이다. 에너지를 회복하고 에너지를 활용하기 전까지는 물건이 어디 있는지도 몰랐다. 공황장애 자체만으로 힘들어서 다른 것들은 전혀 들어오지 않았다.

공황장애로 힘든 시간을 보낼 때 계절마다 몇 가지 옷으로 돌려가며 입고 다른 게 뭐가 있는지 보지도 않았다. 아니 이때는 볼 수 있을 정도의 컨디션이 아니었다. 옷장을 열어보고는 깜짝 놀랐다. 10년이 지난 옷부터 이런 것도 있나 싶을 것들이 쌓여 있었다. 그동안 용케도 살아왔구나 싶을 정도로 내 물건들이 어디 있는지를 모를 정도였다. 공황장애로 사람들이 많거나, 물건이 많이 있는 곳에 못 가서 쇼핑을 긴 시간 못했다. 꼭 필요한 것들은 애들한테 사오라 해서 지냈었다. 어느 날 딸은 "엄마 속옷을 새로 사면 좋겠어요." 말을 해서 보니 정말 바꿀 때가 되었을 정도였으니….

막내딸과 함께 옷장 비우기를 시작했다. 컨디션이 나아지면서 눈을 돌려보니 너무 많은 것들을 쌓고 산 것이 보였다. 비우고 싶다는 마음이 생겼다. 과감하게 버리기로 했지만 나는 "딸, 이건 다음에 두었다 입을까?"

막내는 "엄마, 이제부터 웬만한 건 버리고 새로 하나씩 사는 게 어떨까요? 그동안 유행 지난 것들이 많네요." 그렇지 않아도 예전에 사두었지만 버리기 아까워 입지 않는 옷도 눈에 띄었다. 정리의 신이라는 별명을 가진 곤도 마리에가 한 말 중에 "옷은 설레지 않으면 버려라."라는 말이 있다.

같은 종류의 옷이 세 가지면 그중에 남길 것을 빼고는 나머지는 무조건 버렸다. 곤도 마리에의 "몸이 무거워지는 물건은 감사의 마음을 전한 뒤 미련 없이 버려라."라는 말로 옷을 정리하는 데 과감할 수 있었다. 내가 좀 망설이면 딸은 "엄마, 이건 아니에요. 버리세요." 한 수 거들었다. 절반 이상은 버렸다. 그러고 나니 마음도 가벼워지는 듯했다. '너무 많은 것을 쌓아두고 살았구나!' 꼭 필요하지도 않은데 욕심을 낸 나의 허영심도 보였다.


옷 정리를 하다가 한 번도 안 입고 장롱 속에서 12년 이상 된 바지가 보였다. 연두빛에 그 당시 유행했던 바지폭이 넓은 독특한 바지다. 살 때는 예뻐서 산 옷이지만 용기가 나질 않아 차마 입지 못했던 바지다. 직장을 다닐 때는 정장을 입느라 못 입었고, 공황으로 아플 때는 잊고 있었던 바지다. 바지를 보니 가슴이 설레기보단 마음이 아팠다. 갑자기 돌아가신 외할머니가 생각나서다. 외할머니는 아들 둘에 딸 하나를 두었다. 딸 하나가 울 엄마다. 엄마는 군 예편하신 아버지를 따라 철원에서 농사하며 다섯 남매를 키우셨다. 딸이 안쓰러운지 외할머니는 농사일과 집안일을 도와주셨다. 늘 크고 작은 일에 외할머니가 계셨다. 엄마 같은 외할머니였다. 아직도 아스라한 외할머니의 사랑이 가슴에 남아 있다. 외할머니는 1년에 서너 달만 서울의 외삼촌 댁에 계셨고, 대부분 철원에서 계셨다. 외할머니가 돌아가시고 외할머니의 짐을 정리하면서 한 번도 안 입은 새 옷을 그대로 두고 있어서 가슴이 아팠다.

어렸을 때 내가 본 외할머니는 교회 가실 때 빼고는 늘 일하기 편한 곧 버려야 될 것 같은 옷을 입고 계셨던 기억이 난다. 나는 외할머니가 옷이 별로 없다고 생각했었다. 나중에 커서 예쁜 옷을 선물해드려야겠다고 생각했었다. 그런 외할머니의 서랍 속에는 아들, 딸, 손주, 손녀들이 선물한 한 번도 입지 않은 옷이 가득했다. "참, 할머니도 그냥 입으시지 이런 옷들을 두고만 있었네! 왜 이런 고운 옷들을 입지 않고 계셨을까?" 의아했었다. 하다못해 예쁜 외출복부터 양말, 속옷도 새것이 많았다. 외할머니는 근검절약하기도 하셨지만, 농사일과 엄마 집안일을 도와주느라 일하기 편한 옷만 입으신 것이다. 딸한테 초점이 맞춰져 있어서 딸을 사랑하는 애틋함에 옷은 외할머니에게 중요하지 않은 것이다. 우리 외할머니는 그렇게 새 옷을 장롱에 두고 헌옷만 입고 사셨다.

아! 버릴 것은 버리고 새것과 나눌 것은 나누어야 하겠다는 생각을 하며 옷 정리를 했다.

버리고 비워야 새로운 것이 들어설 수 있는 공간이 생긴다. 이 공간은 단순히 공간만이 아니라 공간 속에 에너지가 바뀐다. 모든 것은 마음먹기에 달렸다. 인생의 반환점을 들어서는 우리들은 낡은 옷을 버리고 새 옷을 입어야 한다. 그 새 옷은 인생 후반전을 위해 다시 태어나야 한다는 의미다.

예전에 어떤 힘듦이 있었든지, 예전에 어떤 상처가 있었든지, 예전에 공황장애로 힘들었든지, 예전에 어떤 트라우마가 있었든지, 인생의 반환점을 들어서는 우리들은 과감히 과거를 버리고 새 옷을 입어야 한다. 그래야 낡은 옷을 버릴 수 있는 용기가 생긴다. 이제는 어디에도 매이지 않는 용기와 여유를 가질 수 있다. 그래서 어떤 것에도 부딪힘이 없다. 부딪힘보다는 수용할 줄 안다. 이제는 내게 허락된 삶을 확인하며 의미 있는 삶으로 돌아서는 것이 필요한 때이다. 진정한 감사가 무엇인지 알 수 있는 때이다.

공황장애를 극복하고 나니 인생 후반부는 어떻게 살아야 한다는 것이 분명해졌다.

아픔이나 상처 뒤에는 삶의 지혜를 알려준다. 지나왔기 때문에 알 수 있다. 힘들다고 느꼈던 것들은 지나간 것들이다. 성숙하기 위한 디딤돌이다. 아픔이나 상처는 인생 후반부를 위해 철들게 하는 비상약이다.

인생의 반환점을 들어서는 우리들은 새로운 공부를 할 때이다. 늦은 나이 무슨 공부를 또 하냐고 반문할 수도 있다. 공부라는 표현을 쓴 것은 더 관심과 집중을 해야 한다는 의미다. 내가 관심을 두고 보지 않으면 알 수도 없고 보이지도 않기 때문이다. 그러다 보니 관심으로는 부족하다. 공부처럼 보고 또 보아야 한다. 그런데 이 공부는 알면 알수록 즐겁다. 이제부터 즐거운 공부를 시작하는 것이다. 나는 누구인가? 나는 어디를 향해 가고 있는가?

앞으로의 삶을 얼마나 오래 사는가에 있지 않고 삶을 어떻게 살고 있는가에 초점을 두고 진정으로 하고 싶은 일에 열정을 쏟고 싶다. 열정은 나이 어린 시절 무데뽀 열정이 아니다. 편안한 가운데 나오는 여유의 열정이다. 그래서 급하게 서두르지도 초조해하지도 않는 열정이다. 그것은 무조건 앞만 보는 열정이 아니다. 앞, 뒤, 양옆을 두루 보는 여유로운 마음의 열정이다.

인생의 후반부는 비우면서 다른 것을 채워야 할 때이다. 그동안 바쁘게 살아왔고, 이루기 위해 더 가지기 위해 살아왔다. 자식을 위해서도 살아왔다. 살아가며 채웠던 것들이 이제는 비우고 다르게 채워야 한다. 공황장애를 극복하기 위해 선택한 선도 수련을 하며 에너지가 회복되면서 비워야겠다는 생각이 들었다. 비우고 나야 새로운 것들을 채울 수 있다는 평범한 진리를 알 수 있었다. 빈 공간이 있어야 모든 사물에 대한 본질을 보고 싶어 하는 마음도 생긴다.

나는 갑자기 찾아온 공황장애로 아무것도 할 수 없다고 느낄 때 내 주변에 있는 사물들이나 사람과의 관계도 다시 들어오는 시기가 있었다. 자신을 다시금 보는 계기가 되기도 했다. 인생 후반부 나를 알아가는 과정은 본래부터 있는 귀한 나를 찾는 것부터가 출발이다. 그리고 하나씩 예전 것을 버리고 새로운 나로 새롭게 채워가는 것이다.

법정 잠언집 『살아 있는 것은 다 행복하라』에 이런 글귀가 있다.

순간순간 새롭게 시작할 수 있어야
살아 있는 사람이다.
낡은 것으로부터
묵은 것으로부터
비본질적인 것으로부터
거듭거듭 털고 일어날 수 있어야 한다.

인생의 후반부는 나를 찾아가는 노력을 할 시기다. 나는 더 이상 시간 낭비는 하고 싶지 않다. 이제는 오롯이 나를 봐야 할 때다. 내가 보이면 남도 보인다. 나를 본 만큼 남을 볼 수 있기 때문이다.

인생의 저녁, 우리들은 노을을 보며 무슨 생각을 할 수 있을까?

# 행복은 한순간도 나의 곁을 떠나지 않았다

하버드 대학의 심리학 교수인 샤하르는 이렇게 말했다.

"어떤 사람들은 남이 보았을 때 행복할 만한 조건을 충분히 갖추고도 여전히 불행하다고 여긴다. 꿈도 이뤘고, 성공도 했는데 말이다. 반대로 어떤 사람들은 항상 문제와 어려움을 겪으면서도 늘 삶에 대한 감사를 잊지 않는다."

행복을 위한 조건은 없는 것 같다. 행복은 어떤 마음가짐을 갖느냐에 달려 있다. 힘든 것을 이겨냈다는 것은 그 뒤에 보람이 있다는 것.

  공황으로 쓰러졌을 때 – "나 이러다 죽는 것은 아닐까?"

  말이 잘 안 나올 때 – "바보가 된 건 아닌지 머리에 이상이 생겼나 봐."

  물건이 많거나 사람이 많은 곳에 갈 수 없을 때 – "아! 이건 뭐지? 내가 이상해졌어."

  의지와 마음은 있지만 몸이 조절이 안 되었을 때– "몸에 힘이 하나도 없어. 언제까지 이럴까?"

  울고 싶어도 – "눈물이 안 나와! 상처가 마음까지 굳어버리게 했나 봐."

  무엇이든 반응이 느려졌어 – "센스는 어디 가고 한 박자씩 느려져 있어."

  웃고 있는데 – "입술과 표정만 웃고 가슴속은 울고 있었어."

  운전이 안 돼– "방향을 잃으면 바로 멈춰졌어."

  우울한 마음이 들 때– "난 절대 우울할 수 없어 일어서야만 해. 나에게 애들의 미래가 달렸어."

  일을 더 해야 하는데– "한 달 생활비가 마이너스야. 하지만 지금은 어쩔 수 없어."

  무슨 말을 하는지 알겠는데– "지금은 말이 바로 생각이 안 나. 내가 답답해."

  수련 동작을 따라 하는데 – "헉! 전혀 비슷하게 하고 있지 않아."

  밖으로 비춰진 나의 모습을 보며 마음속에서는 이렇게 말하고 있었다.

나는 겉모습과 나의 속마음이 다르고 다른 사람들이 나의 힘든 부분을 알아주지 못할 때 속이 상했다. 그러나 지금은 충분히 이해된다. 겉으로 보기엔 공황장애가 있다는 것이 티가 안 났으니 내가 힘들다는 것을 몰랐을 것이다.

힘든 상황 속에 빠져 있을 때는 내가 어떤 상황인지 정확한 인지가 잘 안 된다. 그 상황에서 빠져나왔을 때야 알 수 있다. 공황장애가 있는 2년 동안은 간신히 내 몸 하나 가누며 일을 하고 수련도 했다. 어느 정도 굳었던 몸과 마음이 풀렸을 때, 잔뜩 긴장했던 몸이 이완되면서 나의 상황들이 들어왔다. 오히려 힘든 것들이 지나가면서 마음속에 공황장애가 오기 전보다 희망이 솟았다. 공황장애를 극복하면서 알게 된 나를 바라보는 것과 나에 대한 받아들임 그리고 수련을 통한 에너지의 활용을 하면서 나는 더 재미있는 하루하루를 보내고 있다.


지나와보니 이런 상황 속에서도 행복은 나를 떠나지 않았다. 내가 잠시 잊고 있었던 것이다. 나의 내면 깊은 곳에 있었는데 스트레스와 갑자기 찾아온 공황장애를 극복하느라 정신없이 보내면서 잊고 있었던 것이다. 이런 힘든 상황 속에서도 행복은 늘 같이 있었다.

행복해지기로 마음먹는다면 행복은 바로 곁에 있는 것을 느낄 수 있다. 공황장애로 불편하다고 어디로 가지 않는다. 행복하다고 느낄 수 없는 것은 행복을 다른 데서 찾았기 때문이다. 행복을 찾는 방법은 내 안에 있다.

　초등학교 때의 작은 에피소드가 생각난다. 내가 딱 한 번 경험한 사춘기 사건이었다. 학교를 마치고 친구들과 동네 마을회관 앞에서 놀고 있었다. 집집마다 저녁을 준비하는 연기가 굴뚝에서 올라올 때, 마을 회관 앞에서 놀던 친구들이 하나둘 집으로 향해 갔다. 어느새 혼자만 회관 앞 그네에 앉아 있었다. 저녁밥 먹으러 안 가면 부모님이 나를 찾겠지? 하며 부모님이 나를 생각하고 있는 건지 확인하고 싶어졌다. 내가 안 보이면 걱정하는지 알고 싶어졌다. 나는 마을회관 뒤로 가서 눈에 띄지 않게 숨어 있었다. 어둑어둑해질 때 마을회관 공터로 나를 부르는 소리가 들렸다. 나는 가만히 숨어 있었다. 형제가 다섯이었는데, 언니는 맏딸이라 귀하게 여기는 것 같았고 바로 위 오빠는 아들이라고 더 생각해주는 것 같았다. 그리고 내 밑으로 여동생과 남동생은 어리다고 잘 챙겨주는데, 부모님은 가운데 있는 나를 생각도 안 하고, 사랑하지도 않는다는 생각에 어린 마음은 섭섭했다.

　숨어 있는데 점점 시간이 지나니 배는 고프고 처량한 생각이 들기 시작했다. 시골에는 가로등도 없을 때라 금세 어둠이 짙어졌다. 덜컥 겁이 나 더 이상 버티지 못하고 집으로 향했다. 집에 도착하니 식사를 마치고 내가 먹을 밥상만 따로 남겨져 있었다. 배가 고파 식사를 허겁지겁하는데 눈물이 났다. 잠깐 나를 찾고는 아무 일 없단 듯이 다른 가족은 식사를 마치고 "왜 이리 늦었어." 한마디뿐 아무런 걱정도 없는 듯 보여 나만 밥을 먹다가 울음을 터뜨린 것이다. 울면서 밥을 먹는 나를 보며 혼자는 "다섯 손가락 중 깨물면 안 아픈 손가락이 있냐? 아버지한테는 다 똑같이 귀한 자식이다."라고 하시며 울면서 밥을 먹는 나를 보고 웃으며 위로해주셨다. 부모님의 자식 사랑은 똑같은데 어린 마음에 부모님의 사랑을 확인해보고 싶었던 것이다. 성인이 되어 자식을 키워보니 그때 하신 아버지의 말과 마음을 알 것 같다.

자녀를 사랑하는 마음은 언제나 변함이 없다. 자녀가 어떠하든지, 건강하거나, 아프거나, 잘하든, 못하든지 그 사랑은 그 자리에 변함이 없다.

행복도 비슷하다. 항상 그 자리에 있었는데, 자신의 마음 상태에 따라 찾지 못하는 것이다.

더 많이 벌려고 애쓰고, 더 나아지려고 발버둥치는 사이에 행복을 놓치고 마는 것이다. 어느새 일상에서 느끼는 작은 행복들에 무뎌져가고 있다.

어렸을 때 한탄강에서 실컷 수영하고 커다란 노을을 안고 집으로 향할 때의 행복감, 여름밤 툇마루에 누워 별자리를 찾았던 추억, 깊이 잠든 아이의 미소 짓는 얼굴, 산 정상에 올라 가슴까지 시원한 기분, 봄에 핀 작은 꽃을 보며 미소 지을 때, 무엇이든 다 들어주고 언제나 내편인 친구와의 따뜻한 대화…. 작은 행복은 찾을수록 넘쳐나고 감사한 마음이 솟아난다.

우리는 불행하기 위해 현재를 살고 있지 않다. 행복하게 살기 위해 태어났다. 그리고 현재를 살아간다. 평범한 진리를 가려진 상황들로 인해 못 보는 것이다.

공황장애로 힘들 때 내 가슴은 멈춰져 있었다. 몸의 이완이 되면서 나 자신을 인정하게 되고, 다시 보기 시작하면서 마음이 열리고 행복하고 싶다는 생각을 하게 되었다. 바로 옆에 있는 행복을 가져올 수 있는데 따뜻한 가슴을 잃어버려 한동안 사는 게 사는 것이 아니었다.

자신을 제대로 보려면 에너지를 회복하는 것이 중요하다. 수련을 통해 에너지를 회복하니 다시 나를 볼 수 있는 힘이 생겼다.

칼릴 지브란(Kahlil Gibran)은 "성공한 사람은 반드시 두 개의 마음을 갖고 있다. 하나는 사랑하는 마음이고, 다른 하나는 받아들이는 마음이다."라고 말했다.

비단 이 말은 성공하는 사람에게만 해당하는 것은 아니다. 누구에게나 해당하는 말이다. 자기 자신의 부족함과 상황을 그대로 받아들이는 것도 에너지가 있어야 한다. 내 안에는 나를 사랑하는 충분한 힘이 있었다. 그런데 공황장애로 인해 에너지가 부족해서 잊고 있었던 것이다. 마음을 활짝 열고 행복 에너지를 찾기만 하면 된다.

공황이 오기 전에 "나는 행복했었나?" 물으면 "그렇다."라고 대답을 할
수 없다. 나는 행복에 대한 생각을 거의 못 하고 살았다.

"공황을 극복한 지금은 행복한가?"라는 질문에 나는 "그렇다."라고 대
답할 수 있다. 공황장애를 극복하는 과정 중에 진정 나 자신을 사랑하고
인정하게 되었다. 자신을 사랑하는 것은 행복을 찾는 첫 번째 단추다.

행복과 불행은 밖에 있는 것이 아니다. 스스로 만들고, 내 안에 있는
것을 찾는 것이다.

나는 "숨을 크게 쉬고 행복을 받아들일 거야." 크게 외친다.

공황장애의 시련 덕분에 내 안에 있는 나를 만나고, 자유로운 마음을
갖게 되었는데, 공황장애가 어떻게 나쁜 경험이란 말인가?

이런 아픔 뒤에는 배운 것이 있고, 모든 것은 성장을 위해 필요한 것으
로 여겨졌다.

행복은 한순간도 나의 곁을 떠나지 않았다.

# 06

# 우리는 모두 불안을 안고 산다

성경에는 달란트 이야기가 나온다. 주인이 타국에 가는데 종들을 불러 자기 소유를 맡기며 한 종에게는 다섯 달란트를, 한 종에게는 두 달란트를, 한 종에게는 한 달란트를 주고 떠났다. 다섯 달란트를 받은 자는 바로 가서 그것으로 장사하여 또 다섯 달란트를 남기고, 두 달란트 받은 자도 그같이 하여 또 두 달란트를 남겼는데, 한 달란트를 받은 자는 가서 땅을 파고 그 주인의 돈을 감추어두었다. 돌아온 주인은 불안한 마음에 한 달란트를 땅에 묻은 하인의 달란트를 빼앗아 열 달란트를 가진 종에게 주었다는 이야기는 자신의 잠재력을 달란트에 비유해서 말을 한 것이고, 그 내면에는 불안이 있다. 자신의 무한한 잠재력을 불안감으로 잊고 있는 것이다.

우리들은 살아가면서 다가오는 행운을 놓칠 때가 있다. 마음속 불안감에 사로잡혀 행운이 안 보인 것이다. 이제는 불안에서 벗어나자. 불안을 푸는 열쇠는 바로 나의 마음가짐에서 온다. "어떻게 불안에서 벗어나느냐"보다는 "어떻게 불안을 대하느냐"에 있다. 내가 먼저 나의 불안한 마음을 인정하고, 불안을 불안한 상태로 머물지 않게 노력해야 한다. 불안을 기꺼이 받아들이면 전환이 일어난다.

나는 "과연 공황장애를 극복할 수 있을까?"와 경제 활동에 대한 불안감을 떨쳐낼 수는 없었다. 그런데 바닥까지 떨어져 있는 몸 상태는 그냥 모든 것을 받아들일 수밖에 없었다. 제발 공황장애에서 벗어날 수 있기를 바라는 실낱같은 희망을 품고서…. 이것은 어찌할 수 없는 받아들임이었다. 나의 상황을 유연하게 받아들이는 마음자세가 있었기에 그다음이 있었다. 암으로 시한부 인생을 선고 받고도 모든 것을 수용하고 내려놓음으로써 놀랍게도 암을 이겨내는 사람을 봤었다.

돌이켜보니 공황장애가 오고 다치며 몸이 굳어져 에너지 순환이 안 되어 고생했다. 그런데 이완하는 것보다 "내가 아프구나! 아, 지금 내가 불안하구나!" 나를 그대로 인정한 것이 나를 살리는 시작이었다. 이때부터 수련도 진도가 나가기 시작했고, 일에 대한 불안감, 아이들 공부와 미래에 대한 불안감도 없어지기 시작했다. 이완이 되고 순환이 되기 시작한 것은 나의 상황을 순리대로 받아들였을 때부터이다. 몸의 에너지 순환도 달라져 나중에는 공황을 잘 극복할 수 있다는 자신감이 생겼다.

공황장애는 나에게 나만의 뿌리를 내리는 기회를 가져다주었다. 나에게 굳건한 에너지가 있으면 불안은 곁에 있지 못한다. 불안하지 않고 평온하다. 내가 누구인지, 나는 어디로 가고 있는지를 알 수 있는 뿌리는 불안하지 않다.

『용비어천가』에는 이런 말이 나온다. "뿌리 깊은 나무는 바람에 흔들리지 않기에, 그 꽃이 아름답고 그 열매는 성하도다." 바람이 불고 태풍이 몰아치더라도 흔들리지 않는 뿌리. 쏟아지는 뜨거운 태양 아래 나뭇가지가 말라도 뿌리 깊은 나무는 비가 오기를 기다렸다가 새로운 잎을 피운다. 자신의 뿌리를 내려야 한다. 비교하는 뿌리, 아파하는 뿌리, 불안한 뿌리, 걱정하는 뿌리, 공황장애의 뿌리가 아니고 나만의 뿌리를 내려야 한다. 각자가 가지고 있는 본연의 뿌리가 있다. 어렵고 힘든 일이 있어도, 앞이 보이지 않는 깜깜한 상황이어도, 세상에 나 혼자 있는 것 같아도, 마음 둘 곳이 없어 흔들려도 이러한 가운데도 각자 본연의 뿌리가 있다. 그 뿌리는 깊이 있다. 뿌리는 기다리고 있다. 항상 같이 있음을 알아주기를…. 내가 그 뿌리를 알아보면 되는 것이다. 각자 가지고 있는 본연의 뿌리를 내리면 된다.

물론 일상을 살아가는 우리들에게는 하루에도 여러 가지 일들이 넘쳐난다. 작은 일부터 감당하기 어려운 일들까지 변화무쌍하게 여러 가지 일들이 다가온다. 자신의 뿌리를 내린 사람은 바로 한 치 앞에서 감당하기 어려운 일을 만나도 겉은 바람에 가지가 흔들릴 수 있으나 뿌리는 흔들리지 않는다. 나의 속은 평온하다. 그래서 평온한 가운데 복잡한 일들을 하나씩 해결할 수 있다. 문제 속에 빠지지 않고 해결할 수 있는 것이다. 문제를 보는 눈이 관찰하듯이 객관적이라 감정이나 나만의 생각에 빠지는 오류를 피할 수 있다.

불안과 두려움에서 벗어나는 힘은 지금 현재 이 순간에 초점을 맞추고 보는 것이다. 지금 바로 할 수 있는 것을 하고, 지금 바로 마음이 편안해지고 기분 좋은 것을 하고, 지금 이 순간에 집중하는 거다. 과거의 트라우마나, 과거의 후회나 아쉬움은 모두 잊는다. 현재가 아닌 미래의 걱정도 잊는다. 지금 현재 발을 붙이고 있는 이 자리에 나의 초점을 맞춘다. 미래에 대한 불안과 두려움은 직면해서 볼 때 결코 불안하고 두려운 대상이 아니란 것을 금세 알 수 있다. 스스로 만들어낸 생각과 걱정으로 불안한 것이 얼마나 많았는지를 알면 웃음이 절로 나온다. 살아오면서 누구나 한 번쯤은 스스로 생각과 감정으로 만든 걱정으로 노심초사(勞心焦思)한 적이 있을 것이다.

초등학교 시절 운동장 오른편 구석 물펌프 옆에 커다란 버드나무가 있었다. 지금 생각해보면 어림잡아 40~50년 이상은 되어 보이는 커다란 버드나무였다. 나무 둘레는 저학년 5~6명 이상이 손을 잡을 정도이고 학교에 있는 나무 중에 제일 큰 나무였다. 이 버드나무는 초등학교 6년 내내 전해오는 이야기가 있다. 버드나무에 동네에서 죽은 귀신이 살고 있고 밤이 되면 나온다는 이야기였다. 그래서 미루나무 곁에는 늘 조심스럽게 지나갔고 미루나무를 제대로 쳐다볼 수 없었다. 방과 후 친구들과 운동장에서 정신없이 놀다가도 교정에 아이들이 몇 명 안 남으면 불안해지기 시작했고, 무서운 마음에 서둘러 집으로 향했다. 그런데 미루나무의 두려운 상상은 6학년이 되고 나서야 없앨 수 있었다. 6학년 교실이 미루나무와 가까이 있어 어쩔 수 없이 미루나무 속을 가까이서 볼 기회가 있었다. 가까이 보니 줄기 안은 삼 분의 일이 썩어 있어 줄기의 속에 통이 생겼고, 조금도 무서워할 존재가 아니란 것을 알 수 있었다. 나무가 안쓰러워 보이기까지 했다. 내가 6년 동안 학교에 오면 잠깐씩 두려워했던 나무는 결코 두려운 존재가 아니었다. 직접 나무 안을 보고 나서야 모든 두려움은 거짓말처럼 사라졌다.

두려운 마음과 불안한 마음은 삶을 살아가는 누구나 다 가지고 있다. 그런데 무엇이 불안했는지도 모르면서 걱정 아닌 걱정을 하며 마음을 졸여본 적이 있을 것이다. 작든 크든 학창 시절은 미래를 향한 불안감이 있었고, 직장을 다니면서는 인정받기 위해 노력하며 실적 쌓는 것에 마음 졸이는 한 주, 한 달, 1년을 보낸 적도 있다. 감정과 생각으로 만들어낸 불안과 두려움은 얼마나 많았던가? 일과 사람에 대한 불안은 막상 일을 하고 있으면 조금도 불안하지 않다. 사람에 대한 두려움도 직접 만나보면 조금도 두려운 사람이 아니었음을 우리는 삶 속에서 종종 경험한다.

그런데 공황장애로 모든 것을 내려놓을 수밖에 없는 상황이 오히려 나를 불안과 두려움을 잊게 했다. 하루하루의 시간 속에 충실하기도 버거웠다. 그래서 하루를 잘 보내는 것만으로도 감사했다. 그러면서 하루의 시간 속에 충실하려면 어떻게 해야 할지 자신에게 물었다. 해답은 내가 쓸 수 있는 에너지의 한계 안에서 에너지를 과하게 쓰지 말고, 에너지를 잘 조절하자였다. 여기에 선도 수련을 통한 에너지의 활용과 명상은 불안과 두려움에서 벗어나게 했다.

멈추어 두려운 것을 있는 그대로 볼 수 있다면 불안과 두려움은 거짓말처럼 사라진다. 그리고 나의 에너지를 잘 활용할 수 있다면 더 이상 불안은 가까이 있을 수 없다. 충만한 에너지는 불안을 불안으로 여겨지지 않게 한다.

우리는 매일 미지를 향해 걷는 첫걸음을 내딛는다. 미지를 향한 오늘의 발걸음은 가볍고 마음은 편안하다. 나에게는 불안과 두려움도 아무렇지 않게 넘길 수 있는 힘이 있기 때문이다.

# 07

# 공황장애 나를 돌아보는 시간이었다

한 사람의 인생에는 여러 모습이 있다. 학교를 졸업하고, 직장생활을 하고, 결혼하고, 자녀를 키우고, 취미생활을 하고, 평범한 생활들을 한다. 이런 평범한 삶 속에서 다양한 관심사로 하루하루를 살아간다. 40대나 50대 주부 중에는 '가족 간의 갈등'이 삶의 문제가 되어 이것에만 초점을 맞춰 남편과 시댁의 문제만 신경 쓰는 사람도 있다. 모든 대화도 여기에 맞춰져 있다. 때로는 학습된 공부를 마치고 직장 일에만 모든 것을 맞추고 있는 사람은 '일이 삶의 중심인 사람'이다. 때론 '자녀가 삶의 중심인 사람'은 아이와 내가 동일시되어 아이의 행복과 불행이 곧 나의 행복과 불행이고, 아이의 성공이 나의 성공인 사람이다. 때로는 '사랑하는 사람이 나의 전부인 삶' 즉, 이성이 모든 삶의 중심인 삶을 살기도 한다. '종교 생활이 나의 중심인 삶'도 있다.

반평생을 살아오며 순간마다 이 모든 상황과 똑같진 않았어도 비슷한 상황을 겪고 살았다. 공황장애를 지나오며 나의 초점은 달라졌다. 나를 향한 관심을 삶의 중심이 되게 하고 세상에 연결된 나를 알아가는 시간을 갖고 있다. 공황장애로 인해 세상의 관심에서 나를 향한 관심으로 바꿔보는 시간을 갖게 된 것이다.

19세기 프랑스를 대표하는 작가 모파상의 재미있는 이야기가 있다. 『여자의 일생』, 『목걸이』 등 27권의 장편소설을 쓴 모파상은 프랑스 파리를 상징하는 에펠탑을 건립할 때 에펠탑 건립에 적극 반대하였다. 에펠탑을 건설할 당시 파리의 지식인들 중 '혐오스러운 철골 덩어리'라며 결사반대 하였던 장본인이다. 그런데 에펠탑이 완공되자 모파상은 에펠탑 2층에 올라가서 점심을 먹곤 하였다. 에펠탑 건립을 그렇게 반대했는데 어째서 에펠탑에서 식사를 하냐는 사람들의 질문에 모파상은 "파리 어느 곳에서나 에펠탑이 보이는데 그곳이 파리에서 유일하게 에펠탑이 보이지 않는 곳이기 때문"이라고 대답한 일화가 있다.

우리들의 삶 속에서도 그곳에 빠져 있으면 보이지 않을 때가 있다. 이렇게 중심과 초점이 어디 있냐에 따라 내가 보는 것이 다르다. 파리 어디에 있어도 에펠탑이 보이지만, 에펠탑 안에 있으면 에펠탑이 안 보이듯이 나는 삶의 무게로 '나'를 보지 못했다. 공황이 오기 전에는 바쁘게 일하느라고 못 보았고 공황이 온 뒤에는 회복하는 시간이 필요해서 못 보았다. 조금만 더 밖에서 보고 조금만 더 여유로운 마음이었으면 볼 수 있는 것들을 놓치고 살고 있었다. 공황장애로 무너지고, 어쩔 수 없는 상황에 나를 챙기면서 나를 돌아보기 시작한 것이다.

공황장애는 평범하게 일하던 일상이 전부인 나의 삶을 변화시켰다. 나는 공황장애를 회복해야만 했고, 일도 해야 했다. 몸 하나 가눌 정신도 부족한 상태에서 꼭 공황장애를 이겨낼 거라는 믿음으로 버텨내고 있었다. 이런 가운데 선도 수련을 한 것이다. 공황장애가 왔다는 현실을 품고 나를 스스로 돌보며 응어리진 가슴이 풀리기 시작했다.

처음 하는 몸 수련은 나와의 소통의 시작이었다. 처음에는 작은 동작 하나도 안 되고, 좌선도 5분을 앉아 있기 힘들었다. 그런데 그 작은 동작 하나가 몸과의 소통으로 이어지며 몸의 에너지 활용을 하게 된 것이다. 18관절을 풀면서 하거나 좌선으로 했던 바라봄 명상과 기다림 명상은 나를 직시해서 보고 지금 이대로의 나를 인정하는 정신적인 성숙의 계기가 되기도 했다.

몸이 건강해지는 것은 너무나 당연한 것이고, 수련을 거듭할수록 마음의 평안도 찾아왔다.

몸의 에너지를 회복하니 아침과 저녁에 하는 수련은 꼭 하게 된다. 억지로 하는 것이 아니라 매일이 다르니 재미있어 하게 된다. 그리고 얼마나 '자신이 귀한 존재인지를', '나는 지금 무엇을 하고 싶은지를', ' 앞으로 어떻게 살아가고 싶은지를' 한평생을 살면서 한 번도 깊게 생각해보지 않을 수 있는 인생의 깊이 있는 질문들을 나 자신에게 하고 답을 찾아가고 있다.

의식 성장을 위한 책을 보는 것도 도움이 되기도 하지만 내게 위기의 순간이 오면 잊을 수 있다. 공황장애나 공황발작이 오면 당황해서 의식만으로 했던 것은 잊을 수 있거나 위기의 순간에 멈출 수 있다. 그러나 몸을 통한 수련은 몸이 알아서 대처하는 신비로움이 있다. 기운과 에너지의 흐름은 신기했다. 누구나 할 수 있는 것인데 몰랐던 것, 잊고 있었던 것을 공황장애로 알게 된 것이다.

공황장애로 약을 먹거나 병원에 기대지 않았다. 이렇게 결정한 이유는 학창 시절 정신과 병동을 실습하며 정신과 환자를 보고 약의 부작용으로 힘든 모습을 보았기 때문일 수도 있다.

결국 공황장애를 회복하는 것은 나였기에 내가 할 수 있는 것을 하나씩 찾아서 한 것이다. 발 반사 치료, 둘레길 걷기, 선도 수련, 몸의 기록지 쓰기, 공황장애가 완전히 회복되기 전까지는 꼭 해야 할 일만 하기,

꼭 만나야 할 사람만 만나기, 나를 위한 최대한의 쉬는 시간 갖기 등 공황장애로 인해 나 자신을 위하는 시간을 갖으며 보낸 하루하루는 나에게는 선물 같은 시간들이었다.

공황장애나 우울증은 아니어도 정신적인 갈등 심리적인 갈등으로 몸을 학대하거나 본인의 갈등을 부인이나 남편, 가까운 친척이나 타인에게 폭력으로 해소하는 경우도 TV에서 종종 본다. 때로는 심리적, 정신적 갈등을 못 이겨 결국 자살을 선택하는 상황도 많이 있다. 우리나라는 60년대는 밥 먹는 것조차 걱정하던 시대였는데 눈부신 경제 발전을 했고 이제는 K-문화로 세계 문화 흐름을 만들어가고 있다.

이런 가운데 2003년부터 자살률 세계 1위를 기록하고 있다. 2021년 자살예방백서가 발간되었다. 우리나라의 자살 현황 및 추이를 파악하기 위해 1988년~2019년 통계청 사망 원인통계 자료를 활용하였다. 2019년 자살자 수는 13,799명으로 전년 대비 129명(0.9%) 증가하였고, 1일 평균 자살자 수는 37.8명으로 전년보다 0.3명 증가하였다고 나와 있다. 65세 이상 노인층의 자살률은 점점 높아지고 있다. 또한 정신적인 문제를 가진 사람들이 점점 늘어나고 있다. 코로나가 발생한 이후 우리들의 일상이 바뀌었다. 마스크는 생활 속에 필수품이 되었다. 여러 가지 행사는 취소되고 있고 사람과 사람의 만남은 조심스럽게 되었다. 이런 것은 외로움과 우울감이 커지면서 코로나블루라는 말도 생겼다.

이런 가운데 미소 짓게 하는 소식이 있다.

빌보드를 새로 쓰는 21세기 아이콘 BTS의 신곡 〈Permission to Dance〉는 코로나로 힘든 세계 사람들에게 긍정의 메시지와 위로를 준다. 모든 사람들이 자기 자신을 표현할 자유가 있다는 것을 상징하고 서로 연결되어 있다는 것을 의미한다고 BTS의 리더인 RM은 말한다. 세계 각국의 사람들이 춤을 못 추는 사람도 "틀리면 어때." 하며 챌린지 동영상을 올린다. 손자와 노부부의 춤 도전 영상, 시각 장애인과 청각 장애인의 챌린지 동영상은 "춤을 추는 데에 허락은 필요 없다."며 자기 자신만의 표현으로 춤을 추는 모습을 통해 누구나 즐겁게 춤을 출 수 있다는 긍정의 메시지를 준다.

〈Permission to Dance〉 곡에는 '즐겁다', '춤추다', '평화'라는 수화 안무를 넣었고 안무도 쉽게 따라 할 수 있게 만들었다. 듣거나 말할 수는 없어도 에너지를 느끼고 팬데믹 기간에도 즐겁게 춤을 추기를 바라는 마음이 세계의 사람들에게 긍정의 에너지를 주고 있다.


나도 공황장애를 극복하는 과정을 겪으며 항상 긍정적인 생각으로 있지는 않았다. 마음속에선 두 가지가 늘 나를 괴롭혔다. 하나는 문득문득 그냥 모든 것을 포기하고 싶은 마음과 꼭 공황장애를 이겨내고 예전의 내 모습을 찾아야 한다는 마음이었다.

이래서 정신적인 문제는 어디가 다치거나 아픈 것보다 더 심각하다는 것을 알 수 있었다. 그렇지만 나는 긍정의 마음으로 선도 수련을 하며 이겨낸 것이다. 마음도, 몸도, 정신도 건강해졌을 때 이렇게 좋아진 것이 꼭 나만의 노력이 아니었다는 것을 알 수 있었다. 나를 아껴주고 지지해주는 모든 사람들 덕분이었다.

공황장애나 정신적으로 힘든 분께 나의 공황장애 극복이 긍정의 메시지가 되기를 바란다. 그리고 조금이나마 도움을 줄 수 있게 되기를 희망하고 있다. 또한 내가 선도 수련으로 좋아진 것들을 나누고 싶다.

공황장애가 와서 힘든 것도 있었지만, 되돌아보니, 나에게 더 큰 삶의 의미를 알게 해주었다.